民国医家临证论丛

民国医家论金匮（第二辑）

上海市中医文献馆

总主编　贾　杨　毕丽娟
主　编　徐立思　王祎熙
主　审　卞嵩京　张再良

上海科学技术出版社

内 容 提 要

本书以《中国近代中医药期刊汇编》为搜集整理对象,将其中所涉对《金匮要略》的相关论述进行了系统梳理及适当筛选,筛选秉承学术性、时代性、指导性的原则,反映了民国时期中医学界人士对中医经典《金匮要略》的认识、理解及运用,对于现今具有一定启发和借鉴价值。本书为《民国医家论金匮》第二辑,主要包含了民国医家对《金匮要略》中《痰饮咳嗽病脉证并治》《消渴小便利淋病脉证并治》《水气病脉证并治》《黄疸病脉证并治》《惊悸吐衄下血胸满瘀血病脉证治》《呕吐哕下利病脉证治》《疮痈肠痈浸淫病脉证并治》《趺蹶手指臂肿转筋阴狐疝蛔虫病脉证治》《妇人妊娠病脉证并治》《妇人产后病脉证治》《妇人杂病脉证并治》11篇的论述以及由序跋杂文或涉及多篇内容而组成的"序跋杂俎"。

本书可供中医药院校师生、中医临床医生及中医文献爱好者参阅。

图书在版编目(CIP)数据

民国医家论金匮. 第二辑 / 徐立思,王祎熙主编.
上海:上海科学技术出版社,2024.9. -- (民国医家临证论丛 / 贾杨,毕丽娟总主编). -- ISBN 978-7-5478-6769-3

Ⅰ. R222.39

中国国家版本馆CIP数据核字第2024T1P483号

民国医家论金匮(第二辑)
主编 徐立思 王祎熙

上海世纪出版(集团)有限公司
上海科学技术出版社 出版、发行
(上海市闵行区号景路 159 弄 A 座 9F-10F)
邮政编码 201101 www.sstp.cn
常熟市华顺印刷有限公司印刷
开本 787×1092 1/16 印张 13.75
字数 170 千字
2024 年 9 月第 1 版 2024 年 9 月第 1 次印刷
ISBN 978-7-5478-6769-3/R·3076
定价:88.00 元

本书如有缺页、错装或坏损等严重质量问题,请向印刷厂联系调换

编委会名单

总主编 贾 杨 毕丽娟

主 编 徐立思 王祎熙

编 委（按姓氏笔画排序）
    王 琼 王祎熙 毕丽娟 杨枝青
    张 利 陈 晖 胡颖翀 徐立思
    蔡 珏

主 审 卞嵩京 张再良

丛 书 前 言

近代中国,社会巨变,从传统走向现代的大转变过程中,新思潮不断涌现。中医受到前所未有的质疑和排斥,逐渐被推向"废止"的边缘,举步维艰。客观形势要求中医必须探索出一系列革新举措来救亡图存,创办期刊就是其中的重要方式之一。中医界以余伯陶、恽铁樵、张赞臣等名医为代表,先后创办中医期刊近300种,为振兴中医学术发挥了喉舌作用。这些期刊多由名医创刊并撰稿,刊名即反映创刊主旨,具有鲜明的旗帜性,在中医界具有广泛影响力;期刊同时也是学术平台,注重发展会员、发布信息,团结中医界共同致力于学术交流。

近代中医药期刊不仅承载了近代中医学科的学术思想、临床经验和医史文献资料,全面反映了中医行业的生存状态以及为谋求发展所做的种种探索和尝试,客观揭示了这一历史时期西方医学对中医学术界的冲击和影响,也从侧面折射出近代中国独特的社会、历史、文化变迁。近代中医期刊内容丰富、形式多样,涵盖医事新闻、行业态度、政府法规、医案验方、批评论说、医家介绍、医籍连载,乃至逸闻、小说、诗词,更有难得的照片资料,具有重要的研究价值。所涉研究领域广阔,包括中医学、文献学、历史学、社会学、教育学等诸多学科,是研究近代中医不可或缺的第一手资料。以近代中医期刊为主体,整理和挖掘其中有学术价值和现实意义的内容,无论在研究对象、选题还是内容上,都具有系统性和创新性。鉴于近代医药期刊作为学术界新兴的研究领域,尚处于起步阶段,亟待形成清晰的研究脉络和突出的研究重点,学术界当给予更多的关注和投入,以期产生更多有影响力的研究成果。

然而由于年代久远、社会动荡，时至今日，近代中医药期刊多已零散难觅，流传保存情况堪忧，大型图书馆鲜有收藏，即使幸存几种，也多成孤帙残卷，加之纸张酥脆老化，查阅极为不便。由上海中医药大学终身教授段逸山先生主编的《中国近代中医药期刊汇编》(后简称《汇编》)，选编清末至1949年出版的重要中医药期刊47种影印出版，是对近代中医药期刊的抢救性保护，也是近年来中医药文献整理的大型文化工程。《汇编》将质量和价值较高的近代中医期刊，予以扫描整理并撰写提要，客观展示了近代中医界的真实面貌，是研究近代中医学术的重要文献，为中医文献和中医临床工作者全面了解、研究近代中医药期刊文献提供了重要资料和路径。

上海市中医文献馆多年来始终致力于海派中医研究和中医药医史文献研究，通过对《汇编》分类整理，从中挑选出具有较高学术价值的内容，加以注释评述，编撰成"民国医家临证论丛"系列丛书。2021年出版伤寒、针灸、月经病三种，2024年整理出版金匮、产后病、妊娠病、妇科医案、疮疾、本草、温病时疫、眼科，重点围绕理论创新、学术争鸣、经典阐述、临证经验、方药探究等主题展开研究，试图比较全面地反映近代中医药学术内涵和特色。

段教授认为，对民国期刊的整理研究工作要进一步深入下去，对这些珍贵的文献资料要深入研究，要让它们变成有生命的东西，可以为中医工作者所用，为现代中医药研究发展提供帮助。吾辈当延续近代中医先贤们锐意进取、勇于创新、博学求实、团结合作的精神与风貌，在传承精华和守正创新中行稳致远。希望本套丛书的出版，能为增进人民健康福祉，为建设健康中国做出一份贡献。

编 者

2024年6月

前　言

民国时期，西学东渐，中医学受到了前所未有的冲击。为了促进中医学界同仁学术经验的交流，谋求行业的生存空间，同时汲取西学长处，中医学界人士进行了前所未有的探索，创办学术期刊便是重要方式之一。近代中医药期刊是祖国传统中医与近代西方医学相互激荡又融会贯通的时代产物，折射出中医人对学术经典的坚守以及对范式变革的诉求。近代中医药期刊以其时效性、广泛性和真实性，既承载着近代中医的珍贵文献资料，又全面反映了当时中医行业的真实面目。

本书选取上海市中医文献馆馆员、上海中医药大学终身教授段逸山先生主编之《中国近代中医药期刊汇编》中所涉的《金匮要略》相关论述，筛选整理，汇编成册。本书收集期刊论文100余篇，根据篇目内容有所合并调整，按《金匮要略》原著下半部分11篇分门别类，每篇先列《金匮要略》原文（悉本明赵开美翻刻元邓珍本）以便查阅，继之期刊论文各家争鸣，再对该篇所涉病证略作拙按。本书旨在反映民国时期中医学界人士对中医经典《金匮要略》的认知、理解及运用，虽非诸条注释，但其点滴心得，仍有助于启发后学。从民国期刊可以窥见，彼时文风开放，百家争鸣，时常有针对行业大家学术观点不同看法的论文见刊，折射出彼时中医追求学术真理、敢于批判质疑的精神面貌。

鉴于水平有限，所纳之文或仅一隅，所撰按语或为一孔，难免缺漏偏识，希同道能窥一斑而知全豹，并批评指正。

编　者

2023年9月

目　录

痰饮咳嗽病脉证并治第十二 ………………………………………… 1
金匮杂记（一） ………………………………………… 秦伯未　6
金匮杂记（二） ………………………… 秦伯未著述　秦又安校订　6
读《金匮》杂记 ………………………………………… 顾振呼　8
病痰饮者当以温药和之论 ……………………………… 陈　杰　9
病痰饮者当以温药和之义 ……………………………… 何昆如　10
为《金匮》病痰饮者当以温药和之进一解 ……………… 王雨梅　11
《金匮》论四饮之主治 ………………………………… 董学富　12
《金匮》痰饮、悬饮、溢饮、支饮之商榷 ……………… 王昌彬　12
《金匮》论四饮对于痰饮主治究属何在 ………………… 严鸿志　14
《金匮》论饮有四对于痰饮主治究属何在 ……………… 张生甫　15
论《金匮》痰饮主治之所在 …………………………… 张国华　16
四饮异同辨 ……………………………………………… 陈寿柏　17
《金匮》痰饮咳嗽病方论 ……………………………… 钱公玄　18
读《金匮》痰饮证书后 ………………………………… 彭承中　21
"短气有微饮，当从小便去之，苓桂术甘汤主之，肾气丸亦主之。"
"病溢饮者，当发其汗，大青龙汤主之，小青龙汤亦主之。"试分
　　判其一证二方之原理 ……………………… 孙吉甫（原名嘉惠）　22
苓桂术甘汤及肾气丸治短气微饮之意义 ………………… 陈芝高　24
"病者脉伏，其人欲自利，利反快，虽利，心下续坚满，此为留饮欲

去故也,甘遂半夏汤主之"释义 …………………… 陈芝高　25
　　"久咳数岁,其脉弱者,可治;实大数者,死;其脉虚者,必苦冒"
　　　　释义 ……………………………………………… 陈惠言　26
　　"脉弦数有寒饮,冬夏难治"解 …………………… 曾贞蔚　28

消渴小便利淋病脉证并治第十三 ……………………………… 32
　　金匮杂记 ………………………… 秦伯未著述　秦又安校订　33
　　《金匮》消渴病方论 ……………………………… 钱公玄　34

水气病脉证并治第十四 ………………………………………… 37
　　金匮杂记(一) …………………………………… 秦伯未　41
　　金匮杂记(二) …………………… 秦伯未著述　秦又安校订　42
　　水气病解 ………………………………………… 程次明　44
　　治诸肿腰以上当发汗,腰以下当利小便论 ……… 张永汉　45
　　《金匮》论正水后结血分一条,黄汗后结气分一条,请各详其用意
　　　　…………………………………………………… 李燿常　46
　　《金匮》论正水后结血分一条,黄汗后结气分一条,请各详其用意
　　　　…………………………………………………… 陈惠言　48
　　仲景于论正水后结出一血分,于论黄汗后结出一气分,其意何在
　　　　…………………………………………………… 孙景渊　49
　　《金匮》杏子汤考 ………………………………… 潘柏辰　51
　　《金匮》枳术汤及气分水饮之研究 ……………… 陆以梧　53
　　仲景正水病脉云,沉则络脉虚,伏则小便难。究竟虚难二字理何
　　　　在,试说明之 …………………………………… 陈代和　55

黄疸病脉证并治第十五 ………………………………………… 58
　　金匮杂记 ………………………… 秦伯未著述　秦又安校订　60
　　《金匮》黄瘅病篇书后 …………………………… 周岐隐　62

《金匮》治黄四大法	周其华	63
论仲景之阴黄治法	王一仁	65
《金匮》硝石矾石散中之药品及治女劳疸之理由	张锡纯	66
答黄良安君问硝石矾石散方	张锡纯	68
论张锡纯先生所撰《〈金匮〉硝石矾石散中之药品及治女劳疸之理由》书后	尹任	69
《金匮》谓黄瘅病当以十八日为期,治之十日以上瘥,反剧为难治。近来外县发生是病,六七日间即致不救。究竟是否疸证,抑疫气使然,试详其理由及治法	白宪章	72

惊悸吐衄下血胸满瘀血病脉证治第十六　　74

金匮杂记	秦伯未	75
读《金匮》杂记	顾惟一	76
论《金匮》惊悸吐衄下血胸满瘀血火邪同汇一篇之原理	李征轺	78
论《金匮》远血近血并释方义	陈钟莲遗著　陈芝高录	79
《金匮》便血远近之我见	张秉初	80
心气不足吐血衄血泻心汤主之释义	陈渔洲	82

呕吐哕下利病脉证治第十七　　84

金匮杂记	秦伯未	89
食已即吐者大黄甘草汤主之,病人欲吐者不可下之论	黄志仁	90
问《金匮》文蛤汤之意义	李瑞兰	90
《金匮》下痢篇非从《伤寒》补入之我见	宋大仁	92

疮痈肠痈浸淫病脉证并治第十八　　95

| 金匮杂记 | 秦伯未 | 96 |
| 生生琐语(肠痈) | 许半龙 | 97 |

趺蹶手指臂肿转筋阴狐疝蛔虫病脉证治第十九 ... 100
 蜘蛛与桂治狐疝之研究 ... 王 炽 101

妇人妊娠病脉证并治第二十 ... 104
 金匮杂记 ... 秦伯未 106
 《金匮》妊娠释略 ... 袁复初 106
 《金匮》千金释谜 ... 袁复初 107
 《金匮》妊娠篇第一条之管见 ... 江浦清 108
 《金匮要略》妇人妊娠病篇第二节释义 ... 高思潜 110
 读《金匮玉函经》桂枝茯苓丸证书后 ... 叶 蓁 111
 经文质疑 ... 丁秋碧 113
 《金匮》妊娠篇子脏解 ... 徐世长 114
 妊娠呕吐不止干姜人参半夏丸主之解 ... 方 佗 115
 妊娠呕吐不止干姜人参半夏丸主之释义 ... 陈渔洲 116

妇人产后病脉证治第二十一 ... 118
 金匮杂记 ... 秦伯未 120
 读《金匮》产妇郁冒呕不能食小柴胡汤主之解 ... 吴玉纯 120
 《金匮》产后风论阳旦汤用黄芩之勘误 ... 姚子让 122

妇人杂病脉证并治第二十二 ... 125
 《金匮》妇人病之探讨 ... 高鉴如 128
 《金匮》脏躁证与东籍歇私的里之研究 ... 张锡君 129
 脏躁证 ... 朱 沫 141
 《金匮》旋覆花汤正治肝著之证何妇人革脉半产漏下亦以此汤主之，其理安在 ... 郭九思 145
 "胃气下泄，阴吹而正喧，此谷气之实也，膏发煎导之"解 ... 谢泽霖 146

序跋杂俎 ·········· 150

- 《金匮发微》秦序 ·········· 秦伯未 150
- 《金匮发微》陆序 ·········· 陆渊雷 151
- 《金匮发微》姜序 ·········· 姜佐景 152
- 《金匮要略今释》序 ·········· 徐瀛芳 154
- 《金匮要略方论今释》自序 ·········· 陆渊雷 155
- 《金匮今释》外序 ·········· 陆渊雷 157
- 《金匮广义》张序 ·········· 张寿甫 171
- 《金匮广义》裘序 ·········· 裘吉生 172
- 《金匮广义》杨序 ·········· 杨百城 173
- 《金匮广义》陆序 ·········· 陆锦燧 174
- 《金匮广义》虞序 ·········· 虞哲夫 175
- 《金匮广义》周序 ·········· 周　镇 175
- 《金匮广义》自序与凡例 ·········· 严鸿志 176
- 《金匮要略》读法 ·········· 姜春华 178
- 《金匮要略》源流考 ·········· 谢功肃 179
- 论《伤寒》《金匮》之异点 ·········· 潘国贤 183
- 读《伤寒》《金匮》之疑义 ·········· 程次明 184
- 《次仲金匮要略》择录 ·········· 谭次仲 186
- 金匮杂记 ·········· 秦伯未 188
- 《金匮》质疑四条 ·········· 周伟呈 188
- 关于《金匮》之疑点六则 ·········· 黄有章 190
- 《金匮》方片段之质疑 ·········· 周岐隐 194
- 读周岐隐先生《〈金匮〉方片段质疑》之我见 ·········· 王季寅 196
- 读《金匮》笔记 ·········· 杨志一 197
- 我对于《金匮》之意见 ·········· 王绍整 201
- 任脉为病 ·········· 袁复初 202
- 《金匮要略》与内分泌 ·········· 袁复初 203
- 问《金匮》论病不分六经但分部位是何用意 ·········· 李春霖 205

痰饮咳嗽病脉证并治第十二

【原文】

（1）问曰：夫饮有四，何谓也？师曰：有痰饮，有悬饮，有溢饮，有支饮。

（2）问曰：四饮何以为异？师曰：其人素盛今瘦，水走肠间，沥沥有声，谓之痰饮；饮后水流在胁下，咳唾引痛，谓之悬饮；饮水流行，归于四肢，当汗出而不汗出，身体疼重，谓之溢饮；咳逆倚息，短气不得卧，其形如肿，谓之支饮。

（3）水在心，心下坚筑，短气，恶水不欲饮。

（4）水在肺，吐涎沫，欲饮水。

（5）水在脾，少气身重。

（6）水在肝，胁下支满，嚏而痛。

（7）水在肾，心下悸。

（8）夫心下有留饮，其人背寒冷如手大。

（9）留饮者，胁下痛引缺盆，咳嗽则辄已（一作转甚）。

（10）胸中有留饮，其人短气而渴，四肢历节痛。脉沉者，有留饮。

（11）膈上病痰，满喘咳吐，发则寒热，背痛腰疼，目泣自出，其人振振身瞤剧，必有伏饮。

（12）夫病人饮水多，必暴喘满。凡食少饮多，水停心下，甚者则悸，微者短气。

脉双弦者，寒也，皆大下后善虚。脉偏弦者，饮也。

（13）肺饮不弦，但苦喘短气。

(14) 支饮亦喘而不能卧,加短气,其脉平也。

(15) 病痰饮者,当以温药和之。

(16) 心下有痰饮,胸胁支满,目眩,苓桂术甘汤主之。

苓桂术甘汤方

茯苓四两　桂枝三两　白术三两　甘草二两

上四味,以水六升,煮取三升,分温三服,小便则利。

(17) 夫短气有微饮,当从小便去之,苓桂术甘汤主之(方见上);肾气丸亦主之(方见脚气中)。

(18) 病者脉伏,其人欲自利,利反快,虽利,心下续坚满,此为留饮欲去故也,甘遂半夏汤主之。

甘遂半夏汤方

甘遂大者三枚　半夏十二枚,以水一升,煮取半升,去滓　芍药五枚　甘草如指大一枚,炙,一本作无

上四味,以水二升,煮取半升,去滓,以蜜半升,和药汁煎取八合,顿服之。

(19) 脉浮而细滑,伤饮。

(20) 脉弦数,有寒饮,冬夏难治。

(21) 脉沉而弦者,悬饮内痛。

(22) 病悬饮者,十枣汤主之。

十枣汤方

芫花熬　甘遂　大戟各等分

上三味,捣筛,以水一升五合,先煮肥大枣十枚,取九合,去滓,内药末,强人服一钱匕,羸人服半钱,平旦温服之。不下者,明日更加半钱。得快下后,糜粥自养。

(23) 病溢饮者,当发其汗,大青龙汤主之;小青龙汤亦主之。

大青龙汤方

麻黄六两,去节　桂枝二两,去皮　甘草二两,炙　杏仁四十个,去皮尖　生姜三两,切　大枣十二枚　石膏如鸡子大,碎

上七味,以水九升,先煮麻黄减二升,去上沫,内诸药,煮取三升,去滓,温服一升,取微似汗。汗多者,温粉粉之。

小青龙汤方

麻黄三两,去节　芍药三两　五味子半升　干姜三两　甘草三两,炙　细辛三两　桂枝三两,去皮　半夏半升,洗

上八味,以水一斗,先煮麻黄减二升,去上沫,内诸药,煮取三升,去滓,温服一升。

(24) 膈间支饮,其人喘满,心下痞坚,面色黧黑,其脉沉紧,得之数十日,医吐下之,不愈,木防己汤主之。虚者即愈,实者三日复发,复与不愈者,宜木防己汤去石膏加茯苓芒硝汤主之。

木防己汤方

木防己三两　石膏十二枚,鸡子大　桂枝二两　人参四两

上四味,以水六升,煮取二升,分温再服。

木防己加茯苓芒硝汤方

木防己二两　桂枝二两　人参四两　芒硝三合　茯苓四两

上五味,以水六升,煮取二升,去滓,内芒硝,再微煎,分温再服,微利则愈。

(25) 心下有支饮,其人苦冒眩,泽泻汤主之。

泽泻汤方

泽泻五两　白术二两

上二味,以水二升,煮取一升,分温再服。

(26) 支饮胸满者,厚朴大黄汤主之。

厚朴大黄汤方

厚朴一尺　大黄六两　枳实四枚

上三味,以水五升,煮取二升,分温再服。

(27) 支饮不得息,葶苈大枣泻肺汤主之(方见肺痈中)。

(28) 呕家本渴,渴者为欲解;今反不渴,心下有支饮故也,小半夏汤主之(《千金》云小半夏加茯苓汤)。

小半夏汤方

半夏一升　生姜半斤

上二味，以水七升，煮取一升半，分温再服。

(29) 腹满，口舌干燥，此肠间有水气，己椒苈黄丸主之。

己椒苈黄丸方

防己　椒目　葶苈熬　大黄各一两

上四味，末之，蜜丸如梧子大，先食饮服一丸，日三服，稍增，口中有津液。渴者，加芒硝半两。

(30) 卒呕吐，心下痞，膈间有水，眩悸者，小半夏加茯苓汤主之。

小半夏加茯苓汤方

半夏一升　生姜半斤　茯苓三两，一法四两

上三味，以水七升，煮取一升五合，分温再服。

(31) 假令瘦人脐下有悸，吐涎沫而癫眩，此水也，五苓散主之。

五苓散方

泽泻一两一分　猪苓三分，去皮　茯苓三分　白术三分　桂二分，去皮

上五味，为末，白饮服方寸匕，日三服，多饮暖水，汗出愈。

附　方

《外台》茯苓饮　治心胸中有停痰宿水，自吐出水后，心胸间虚，气满不能食，消痰气，令能食。

茯苓　人参　白术各三两　枳实二两　橘皮二两半　生姜四两

上六味，水六升，煮取一升八合，分温三服，如人行八九里进之。

(32) 咳家其脉弦，为有水，十枣汤主之(方见上)。

(33) 夫有支饮家，咳烦胸中痛者，不卒死，至一百日、一岁，宜十枣汤(方见上)。

(34) 久咳数岁，其脉弱者，可治；实大数者，死；其脉虚者，必苦冒，其人本有支饮在胸中故也，治属饮家。

(35) 咳逆倚息不得卧，小青龙汤主之(方见上文肺痈中)。

(36) 青龙汤下已，多唾口燥，寸脉沉，尺脉微，手足厥逆，气从小腹上冲

胸咽,手足痹,其面翕热如醉状,因复下流阴股,小便难,时复冒者,与茯苓桂枝五味甘草汤,治其气冲。

桂苓五味甘草汤方

茯苓四两　桂枝四两,去皮　甘草三两,炙　五味子半升

上四味,以水八升,煮取三升,去滓,分三温服。

(37) 冲气即低,而反更咳胸满者,用桂苓五味甘草汤去桂加干姜、细辛,以治其咳满。

苓甘五味姜辛汤方

茯苓四两　甘草三两　干姜三两　细辛三两　五味半升

上五味,以水八升,煮取三升,去滓,温服半升,日三。

(38) 咳满即止,而更复渴,冲气复发者,以细辛、干姜为热药也。服之当遂渴,而渴反止者,为支饮也。支饮者,法当冒,冒者必呕,呕者,复内半夏,以去其水。

桂苓五味甘草去桂加姜辛夏汤方

茯苓四两　甘草二两　细辛二两　干姜二两　五味子　半夏各半升

上六味,以水八升,煮取三升,去滓,温服半升,日三。

(39) 水去呕止,其人形肿者,加杏仁主之。其证应内麻黄,以其人遂痹,故不内之。若逆而内之者,必厥,所以然者,以其人血虚,麻黄发其阳故也。

苓甘五味加姜辛半夏杏仁汤方

茯苓四两　甘草三两　五味半升　干姜三两　细辛三两　半夏半升　杏仁半升,去皮尖

上七味,以水一斗,煮取三升,去滓,温服半升,日三。

(40) 若面热如醉,此为胃热上冲熏其面,加大黄以利之。

苓甘五味加姜辛半杏大黄汤方

茯苓四两　甘草三两　五味半升　干姜三两　细辛三两　半夏半升　杏仁半升　大黄三两

上八味,以水一斗,煮取三升,去滓,温服半升,日三。

(41) 先渴后呕,为水停心下,此属饮家,小半夏茯苓汤主之(方见上)。

金匮杂记(一)

秦伯未

溢饮为病,四肢浮肿,身体疼重,乃饮水流行归于四肢,当汗不汗,壅塞经表,非小青龙汤不能奏效,尤在泾所谓"在阴者宜利,在阳者宜汗"也。今人辄以五皮饮塞责,百无一生,亦苍生之劫运也。

十枣汤治水饮内结,有旦服暮瘥、暮服旦瘥之妙,惟须细辨其脉无外感之浮、内虚之数,而但见弦者,方可用之。今人畏其猛峻,无有试者。曷知药不瞑眩,何以瘳疾?

(《中医世界》1930年12月)

金匮杂记(二)

秦伯未著述 秦又安校订

痰饮咳嗽病脉证治第十二

(一)四饮

痰饮之生,中医俱责于湿,归于阳虚。然湿积阳衰,何至变生痰饮,从无彻底研究。仆谓人体之中,本含百分之六十至七十水分,含于筋骨中者最富,血液皮肤中者次之,在健康之体,赖以调节。一旦呼吸、泌尿、消化等器障碍,则水分潴留,或与热结,或与食合,或凝或不凝而痰饮之证生矣。故仲景之所谓四饮,实皆水之发病也。其言曰:"素盛今瘦,水走肠间,沥沥有声,谓之痰饮;饮后水流在胁下,咳吐引痛,谓之悬饮;饮水流行,归于四肢,当汗出而不汗出,身体疼重,谓之溢饮;咳逆倚息气短不得卧,其形如肿,谓之支饮。"均从"水"字立论,可以知之矣。故痰饮即胃内停水,溢饮即水肿,悬饮、支饮即西医所称之湿性肋膜炎及气管枝炎喘息也。水停之后,使全身之机能减弱,或使组织膨化弛缓,即所谓阳虚之候。阳虚必温以壮之,水积必温以化之,故仲景又曰"痰饮当温药和之",和之者促进其机能而排除其停滞也。昔人于痰饮与水,从无精细之认识,故乏了当之注释,因取西说汇通,俾明究竟。

(二)水在五脏

水分充满于全身,故水积而发病,随处可见。若在心,则心下坚筑短气,阻其呼吸也;在肺则吐涎沫,不布津液也;在脾则少气身重,淫及肌肉也;在肝则胁下支满,气不布散也;在肾则心下悸,攻逆无制也。明属水病,而仲景叙列于四饮之后,所以明痰饮为水,尤可洞见。唐容川注本篇云:三焦腠理,水道膜油之义。唐宋后无人知之,吾特大声疾呼,冀天下万世,复知轩岐仲景之理以活世。仆亦云然。

(三)留饮伏饮

短气而渴,四肢历节痛,脉沉者有留饮。膈上病痰满喘咳吐,发则寒热,背痛腰疼,目泣自出,振振身瞤剧,必有伏饮。所谓留饮者即内有饮留,伏饮者即内有饮伏,非四饮之外,另有此二证,乃诸病而见有此证者,当知其内有水饮留伏也。

(四)支饮其脉平

脉弦为水饮,今支饮至短气喘不能卧,其脉反平,殊可疵议。赵以德以为饮未留伏,徐忠可以为病与脉道远而不妨于脉,魏念庭以为弦脉为病尚浅,不弦则必见沉紧,黄坤载以为肺病痰饮,金能胜木,故脉不弦,于脉平之义,或曲解,或附会,直似谵语。要知饮脉必弦,所谓平者,得饮之平脉,即弦脉也,仲景早有其例,如言疟脉自弦,又言温疟者其脉如平是也。尤在泾知其矛盾,直注未详何谓,殆智者有时而拙耶,然毕竟胜于赵、徐、魏、黄之自欺欺人尚多。

(五)甘遂半夏汤

病者脉伏,其人欲自利,利反快,虽利下心下续坚满,此为留饮欲去故也,甘遂半夏汤主之。说者谓留饮从利而减,确未尽而有欲去之势,故以甘遂、半夏因势导之。果尔,则不治亦自愈,何必再用大力之药哉?唐容川谓欲去者审其利后反见快爽,是欲去此饮,乃得安也,故用攻药,最为亲切。盖与痢下里急后重、得便则暂舒之用导滞攻积药,一理。

(六)己椒苈黄丸

防己、椒目,导饮于前,清者从小便而去;葶苈、大黄,推饮于后,浊者从大便而下。水饮行而腹满减,脾气转而津液生,此前后分消法也。

(《中医指导录》1935年2月、3月)

读《金匮》杂记

顾振呼[1]

痰饮咳嗽

饮有四,水走肠间,沥沥有声,谓之痰饮;水流胁下,咳唾引痛,谓之悬饮;水流四肢,身体疼重,谓之溢饮;咳逆倚息,卧难形肿,谓之支饮。此就其所犯之处而分别名之也。其溢饮支饮,实与水气门风水皮水,证候相同。唐容川云:痰饮之人,素盛今瘦,肌腠之水气,反入于内,走肠间而不走网膜,故肠间沥沥有声。悬饮在水停胁下板油中不得下,板油上连胸膈肝系,故咳则引痛。溢饮在水入膈膜,不下走网油以达膀胱,而外溢四肢,故称溢。支饮在水在油膜中不下走膀胱,而上犯于肺,为木枝上发之象,犯肺走皮肤为肿,故曰支饮。由此征之,饮病皆有形之水质着留为患,与无形之水气,有如云雾不同矣。仲师既立饮门,又立水气,前后互证,方则虽有相同,病源亦无可紊也。

心下有留饮,背寒冷如掌大在,背为胸之腑,阳之聚,水饮所留处,即阳气难到处,故审冷处之大小,即可征留饮之多少,不定如掌大也。

---

[1] 顾振呼(1900—1969):原名顾正夫,江苏南汇瓦屑(今属上海浦东新区)人。秉性豪放,乐善好施,精通医理,立志继承中医药遗产。后迁居上海南市(上海原辖区,已并入黄浦区),新中国成立后回乡组建瓦屑乡联合诊所,擅长内科、妇科产后杂症、虚病肿胀,任职南汇县中心医院(今上海市浦东医院)中医科。

治水饮法，当视邪机所在而定之。支溢于表者宜汗，留伏于里者当利，表里俱急，则有汗利并行之法。曰温药以和之者，留饮之短气、胁满、胸痛、目眩、喘悸、身重等证，苓桂术甘汤、泽泻汤、五苓散、半夏茯苓诸汤是也，都通阳利气，令饮从小便出之。若大青龙汤，则治饮挟太阳标热之化，而溢肿于外者，开太阳令水随汗出也；小青龙汤则治饮挟太阳本寒之化，咳悸于内而溢肿于外，表里并急，汗利双解法也。峻利如十枣汤，治悬饮积结，脉弦内痛之实邪也；葶苈大枣泻肺汤治支饮积肺，气实闭满，致喘不得息之饮也；已椒苈黄丸、厚朴大黄汤，皆治饮积肠胃，致满痛燥热者也。凡此为利在速下，推荡实邪之法，体实病实者宜之。

《金匮》序咳嗽凡两起，一则例于肺痿、肺痈之下，由外邪入中，故多上气喘咳之证，治分润燥，总以宣散外邪为主；一则例于痰饮之下，由饮邪内迫，故多胸满、眩冒之证，治法责重于饮，示求本也。观苓甘五味姜辛及加半夏、加杏仁诸方，皆治水寒邪之咳病，咳由饮生，去饮即所以治咳耳。

（《中医杂志》1926年12月）

病痰饮者当以温药和之论

陈　杰

痰饮之名，始于仲景，详见《金匮》卷中，有二饮、四饮、五饮之别。二饮者，留饮、伏饮也。四饮者，悬饮、支饮、溢饮、痰饮也。五饮者，心、肝、脾、肺、肾，以水在何脏而名之也。分而言之，虽有二饮、四饮、五饮之异，合而言之，总名痰饮也。姑以痰饮论之，则痰之与饮，又有别焉？水之稠者为痰，稀者为饮，水得阳煎熬为痰，得阴凝聚为饮，痰浊而饮清，痰因于火，饮因于湿也。或曰：谓痰为阳物，饮为阴物，可乎？余谓不可。夫痰生于脾，湿胜则精微不运，从而凝结也，饮生于胃，寒留则水液不行，从而泛滥也，然皆津液所化而成，谓痰为阳所化，饮为阴所凝则可，谓其体质有阴阳冷热之不同则不可也。夫津液者水也，水可谓其热乎？今夫人身之所贵者水耳,天一生水,有气以为之母,有胃以为之海,故饮入于胃,游溢精气,上输于脾,脾气散精,上归于肺,通调水道,下输膀胱,水精四布,五经并行,如是则津液布于周身,气血充于肌肉,何病之有?及其水不通调,日积月累,转为游浊,而痰饮成矣。是故痰饮之患,未有不起于脾胃者,因脾虚则能生湿,且失常度,不散精气,脾不散精,肺不通调,水精不布,以是津液化而为痰饮也。但人身上下左右,五脏六腑,有一毫阳气不到之处,即为水之所伏留。盖阳得充足,则阴气化为津液,以资灌溉,而奉生身;阳失运行,则阴气即化为水而成病,其为阴盛之病无疑。仲圣云"病痰饮者,当以温药和之",甚得其旨!夫痰饮原由脾胃失其健运,水湿所酿而成,其性属湿,而为阴寒之邪,阴得阳化,自然之理,故当温药和之,即所以助阳而胜湿,俾脾胃协和,得其权司,则痰饮自除。言和之者,则不专事温补,即有行消之品,亦概例于温药之中,方谓之和之,而不可谓补之益之也。虽痰饮之邪,初亦因虚而成,惟痰亦有质之物,必稍兼开导,始能化散,以《金匮》中之苓桂术甘汤,为治痰饮之总剂也。己椒苈黄丸、厚朴大黄汤,则温下法也;苓甘五味姜辛,则以温中为降逆者也;大、小青龙汤,则温而散者也;五苓散、泽泻汤,则温而疏泄水道者也。虽泄下热如芒硝,清胃热如石膏,皆参见温药之中,而未尝专用,可以得其要领矣。

(《中医杂志》1921 年 12 月)

病痰饮者当以温药和之义

何昆如

痰饮之病奚自乎?自乎水而已矣。前贤虽有二饮、四饮、五饮之分,要皆不外水为病也。夫人身之水,即津液也,故痰饮乃津液所化。痰浊饮清,痰因于火,饮因于湿也。饮入于胃,游溢精气,下输于脾,脾气散精,上归于肺,通调水道,下输膀胱,水精四布,五经并行,何痰之有?今脾虚生湿,湿遏清阳,清不得上升,浊不得下降,从而凝结,或壅肺窍,或留经隧,故曰痰生于脾也。饮聚于胃，寒留则水液不行，从而泛滥，或停心下，或渍肠间，皆由脾胃水湿阴凝所致，必得阳以化之，则浊者降而清者升矣。温者温其土也，土得温则能制水之泛滥，是土为水之堤防，水得温而化气，如烟云消散，由于烈日当空，可知温药和之，已为痰饮提纲。观夫《金匮》痰饮治法，如苓桂术甘汤、肾气丸、小半夏汤、五苓散之类，皆温药也；即如十枣汤之十枚大枣、甘遂半夏汤之半升白蜜、木防己汤之参桂、葶苈汤之大枣，亦寓温药之意，虽有攻下，然可暂不可久，且非求本之策。治痰饮者，可以思过半矣。

(《中医杂志》1921年12月)

为《金匮》病痰饮者当以温药和之进一解

王雨梅

痰者，其质稠黏而自内生，饮则清稀而从口入。所以成痰者，其因不外脾精不供，肺津不布，肾液不化，肝郁化火，煅炼津液，心阳抑遏，气凝津聚，若具其一，则水聚成痰。至成饮之因，有因于痰，盖痰蕴于内，则入胃之水，不得疾下而停聚，或由胃热消渴，饮水太多，水停于内，日久成饮，或膀胱气化不足，则水无出路，而蕴蓄成饮，其停结之处，每在胁下大气难到之境，以易于停留也。饮有属热属寒，兹就属寒者言之，可分虚实两种，虚者由肾阳不足，小便不多，水积于中，阳失输布，或脾精不升，津不上承，口渴引饮；属实者，由胃热渴饮，水停于内，热为水寒所化。治法按《金匮》云："病痰饮者，当以温药和之。"论方剂，虚多少饮者，则宜主以苓桂术甘法，副以肾气法，温肾化气，通阳燥土，则小便得利，而饮自愈；有动气者，则宜易苓桂术甘法、苓桂五味甘草法，以治其冲气；其饮多虚少者，当用苓桂五味甘草法，枳术丸以温寒化饮，此治饮属于虚者也，则当以小青龙汤为主方，轻者则用半夏麻黄丸、小半夏汤加茯苓之类。寒饮之治法，毕于是矣。

(《新中医刊》1939年5月)

《金匮》论四饮之主治

董学富

考诸名家治痰之法，有涌之、驱之、导之、下之诸方。涌之者，使痰由上焦而出也；驱之者，使痰由下焦而出也。治饮之法，有开鬼门、洁净腑、倒仓廪诸方。开鬼门者，使饮从皮毛而出，发其汗则肺经之气清矣；倒仓廪者，使饮从咽关而出，祛其浊，则胃腑之气和而肺腑之气肃矣；洁净腑者，使饮从膀胱而出，通其阳，则膀胱之窍利矣。仲景曲体经旨，发前人所未发，名之曰痰饮，上古无痰饮，至《金匮》始见，治法始为大备，而温药和之一法，尤为治痰饮之提纲也。

（《中医世界》1933年4月）

《金匮》痰饮、悬饮、溢饮、支饮之商榷

王昌彬

痰饮一证，莫详于《金匮》。《金匮》虽以痰饮并称，而实偏于饮，盖以痰饮二者，虽有殊别，而其源则一也。夫饮者水也，故其论文，曰水流肠间，曰水流胁下，曰水流四肢，又曰水在心，水在肺，水在脾，水在肝，水在肾，是饮病皆由于水也明矣。然饮病既由于水，而水之所以成饮者何也？盖胃为水谷之海，五脏六腑之源，《经》曰"饮食入胃，游溢精气，上输于脾，脾气散精，上归于肺，通调水道，下输膀胱，水精四布，五经并行"，以为常也。水精而不四布，五经而不并行，则所饮之水停积不宣，化为津液，于是聚积而为痰为饮矣。由是以观，饮之为患，皆水积不散使然，其所以有痰饮、悬饮、溢饮、支饮之殊者，以水所到之处言之也，其病之处，既有不同，名遂因而各异。爰将短见，分述于下。

(一) 痰饮

《金匮》曰："其人素盛今瘦，水走肠间，沥沥有声，谓之痰饮。"

"痰饮"二字，顾名思义，颇属疑议。盖"痰饮"二字，合而言之，是一病也，分而言之，则稠者为痰，稀者为饮，此二字全是病原。四饮中皆以病状而立其名，与其他三饮之冠以"悬"字、"溢"字、"支"字，状其水行以为别者不同，但"痰"字是属病原，非以状言，又与悬、溢、支分为四者不类，此疑者一。先哲云"脾为生痰之源，肺为贮痰之器"，此痰病生于脾、贮于肺也。而《金匮》曰"水走肠间，沥沥有声，谓之痰饮"，与脾肺生贮痰之旨，显属矛盾。且痰饮之为病，变证百出，怪痰顽痰，为祸至烈。若依"水走肠间，沥沥有声，谓之痰饮"之例推之，似痰饮不限于肠中矣。此痰饮列入四饮中，毫无意味，此疑者二。痰饮二者，虽有稠稀寒热之殊，而其生之原则，多由饮水过多而致，若外感天时之邪，内饮膏粱之味，皆足酿饮而为痰，否则但为饮耳。然饮为阴邪，遇寒则发，遇劳亦发，非若痰必须熏蒸之而成也。饮为痰之基础，痰为饮之变象，此"痰饮"二字与悬、溢、支三饮不能并列，此疑者三。总之所疑者，非谓痰饮二字之不可，但"痰饮"二字列于四饮之中为不可耳。考莫氏枚士著有《研经言》一书，其释痰一节，曾论及此四饮中痰饮之"痰"字，当为"流"字之误，走于肠间，正谓其流，与悬、溢、支皆是状其水行以为别。《巢源》论饮，悉本《金匮》，于四饮有流饮，所列流饮症状，即是《金匮》所论之痰饮云云，最为确论。流饮者，因其所饮入胃，停留为饮，不能化为津液，充于肌肤，故素盛今瘦，既不化津液充于外，而反下走于肠间。思"流"字之义，则水之流行，当然有声，故曰沥沥有声。至于论治，治脾苓桂术甘汤，治肾以肾气为主，以脾虚不能制水，肾虚不能摄水耳。

(二) 悬饮

《金匮》曰："饮后水流胁下，咳唾引痛，谓之悬饮。"

悬者，犹物之悬挂也。饮入于胃，清者不能化津散布于上，浊者不能排泄于下，以致横溢于胁，若悬挂然。然胁为阴阳之道路，悬饮阻抑往来之气，以故咳唾则引痛矣。至于论治，主以十枣汤，盖以悬饮为骤得之证，故攻不嫌峻而骤，若稍缓则水气不能流动，而脾胃反伤，变为水气喘息浮肿，更不易治矣。故以大戟、芫花、甘遂峻猛之药以泄水饮，用大枣为丸者，一因土虚不能输运，宜扶土以泄水，一因大戟等之性烈，得大枣之甘，不损脾也。

（三）溢饮

《金匮》曰："饮水流水归于四肢，当汗出而不汗出，身体疼痛，谓之溢饮。"

溢者，犹杯之盛水满流出外之义，盖水饮入胃，不能输脾归肺，而溢于四肢肌肉之间，应汗出以散其水，设不汗出则水气满经隧，而为身体疼痛矣。论其治法，此证全是属表，故以大小青龙汤主之。然大青龙合麻桂二方而去芍加石膏，则水气不甚而挟热者宜之。倘咳多而寒伏，则必以小青龙为当，盖小青龙有祛寒涤饮之功也。

（四）支饮

《金匮》曰："咳逆倚息不得卧，其形如肿，谓之支饮。"

支者，如水之有派，木之有枝，附近于脏而不正中也。支饮者，偏结于膈，而逼近于肺，壅遏肺气之出入，故咳逆倚息短气不得卧也。又肺应皮毛，肺气壅而不行，则形如肿也。至于论治，急则用葶苈大枣，缓则小半夏汤，此其治之大略也。

总之饮之为患，初起不过如上述四条，时日既久，即为伏饮、留饮，仲景所言，至详且尽，然论其治法，则当博览《千金》《外台》《本事》诸书，非《金匮》方所能概括也。

（《中医世界》1931年2月）

《金匮》论四饮对于痰饮主治究属何在

严鸿志

《金匮》论饮有四，曰痰饮、悬饮、溢饮、支饮，又曰留饮、伏饮，名目不一，总之不离乎痰饮为病而已。其治法以桂苓术甘汤等十六方，汗、下、温、利，随证施治，大致则不外乎温以和之，此仲圣主治痰饮之大经大法也。后世议论不一，惟王氏节斋论痰饮之说，较为精确，其曰："痰之本水也，原于肾；痰之动湿也，主于脾。"修园续之曰："痰之成气也，贮于肺，关于胃。"是知痰饮一病，无非水气为患，水气土逆，得阳熬煎则稠而成痰，得阴凝聚则稀而为饮，痰则有热痰、燥痰、风痰、痰火之别，而饮则止有寒饮而已，执是以观，治饮不可用寒、治痰亦不宜偏于用温也明矣。

(《绍兴医药学报》1920年7月)

《金匮》论饮有四对于痰饮主治究属何在

张生甫[①]

《金匮》论饮有四证，治虽异，然究其病源之由于水则一也，姑无论为悬饮、为溢饮、为支饮，试第就痰饮主治之所在论之。《经》曰："三焦者，决渎之官，水道出焉。""膀胱者，州都之官，气化则能出焉。"仲景师承《经》旨，故谓"病痰饮者，当以温和之"，以痰饮之源本乎水，水为阴类，是非温化其气使从小便去之不可。然更有精焉，呼气短者，用桂苓术甘汤，温化太阳水腑而出；吸气短者，用肾气丸，温化少阴水脏而出。水出则澄本清源，痰饮尚何而复生？此非痰饮主治之所在乎？至于加减之法，亦可从其大旨类推而已矣。仲师而下，论痰饮之可从者，有柯氏矣。柯氏谓肾为生痰之源，而非脾也；胃为贮痰之气，而非肺也。肺受诸气之清，不受有形之浊，何能贮痰？惟胃为水谷之海，消化失职，则湿酿痰饮者有之。若脾为胃行其津液，又焉能生痰？惟肾为水脏，又为胃关，关门不利，斯聚水为痰饮者有之。然余以为痰饮既不离乎水湿，则治法于脾、肺却有关系，盖痰饮之行气也，治肺是行治节而通水道，痰饮之生聚，胃与肾也，治脾是兼治肾水，而胃湿亦化，治肾是理水归壑，不致痰饮沸泛。夫治水泛，莫如真武、肾气丸等，益火之源，以消阴翳；治

[①] 张生甫(1864—1933)：字国华，浙江慈溪人。曾为邑宰，厌乱弃官，而隐于医，抱济世之志，精于虚损。著有《虚劳要旨》《医学达变》《性道实学》《张氏医案》《经验药方》等书。

水沸又当以六味地黄丸,壮水之主,以镇阳光。自祖述仲师而参及管见者,如此敢请质诸有道。

(《绍兴医药学报》1920年7月)

论《金匮》痰饮主治之所在

张国华[①]

《金匮》论饮有四,证治虽异,究其病源之由于水则一也,兹就痰饮主治所在论之。《经》曰:"三焦者,决渎之官,水道出焉。""膀胱者,州都之官,气化则能出焉。"仲景师承《经》旨,故于病痰饮者,当以温药和之,以痰饮之源本乎水,水为阴类,是非温化其气,使从小便去之不可。然更有进焉,呼气短者,用苓桂甘术汤,温化太阳水腑而出;吸气短者,用肾气丸,温化少阴水脏而出。水出则澄本清源,痰饮尚何由而复生?此非痰饮之主治所在乎?仲师而下,论痰饮之可从者,有喻氏矣,有柯氏矣。喻氏论崇土以实窠臼,柯氏谓肾为生痰之源而非脾也,胃为贮痰之器而非肺也。肺受诸气之清,不受有形之浊,何能贮痰?惟胃为水谷之海,消化失职,则湿酿痰饮者有之。若脾为胃行其津液,又焉能生痰?惟肾为水脏,又为胃关,关门不利,斯聚水为痰饮者有之。然余以为痰饮既不离乎水湿,则治法于脾、肺却有关系,盖痰饮之行气也,治肺是行治节而通水道,痰饮之生聚,胃与肾也,治脾是兼制肾水而胃湿亦化,治肾是理水归壑,不致痰饮沸泛。夫治水泛,莫如真武肾气丸等,益火之源,以消阴翳;治水沸,当以六味地黄丸等,壮水之主,以镇阳光。管见如此,质诸有道。

(《医学杂志》1924年6月)

[①] 张国华,即张生甫。

四饮异同辨

陈寿柏

《金匮》四饮,痰饮列其首,支饮、悬饮、溢饮渐次并陈,其义无他,不过部位之不同,症状各异耳。然痰悬支溢,各以饮名,其为同出一源无疑矣,分之则成四,合之则归一,明甚!兹考饮之意,乃属流动性之水饮,与痰似有分别,痰为黏液性之组织,二字连称,显属二者混合以成病。人身内部组织,单就水的一部而论,膀胱为寒水之腑;三焦为行水之道;然水得阳光照之,又能化气上升,直达于肺,以司呼吸,故肺为水之上源;凡人饮水入胃,即由胃渗出以入三焦,由三焦以入膀胱,是为水之入口。西医用显微镜照鉴胃部,见四面俱有微窍布水液,以入油网,水之道路,绝对不在肠中流出,乃从油网布散,讥中国不知是理,其实中国古圣早已道及,《经》云:"三焦者,决渎之官,水道出焉。"盖西医所谓油网,即《内经》之所谓三焦,乃行水之路。但胃中微窍,必赖阳气布护,方能张窍出水,否则,即自行闭塞,譬之剖割死人,欲寻此种孔窍,不可得矣。故首章痰饮,即是明水之道路,因之为诸饮之冠。《经》云:"其人素盛今瘦,水走肠间,沥沥有声,谓之痰饮。"按人之周身,俱是阳气布护,兹其人素盛而今瘦,显现阳气不振,遂致卫外力减退,因而形瘦;胃中微窍,亦因冷缩,布水力量自行减少,因而水不顺其常道,流入肠中,与肠中黏液混合,故作沥沥之声,以有黏液在内,不能如水之流利。此节总因,乃心阳不振,水道不利,故以苓桂术甘汤主之,大意以茯苓利水道,桂枝振心阳,白术补土,使水无泛滥之患,甘草补中,助各药以神其化。此节,乃饮病之主因,后之支饮、悬饮、溢饮,或以局部为患,或骤感外寒,或留聚于内,乃饮病之变证,故施治不一,攻补无定。《支饮》篇云:"咳逆倚息不得卧,其形如肿,谓之支饮。"此条乃水气上逆犯肺,如木枝之上发,肺司呼吸,故咳逆倚息不卧,以呼吸受阻故耳。余考肺之咳逆,其端有三,一为肺痿,一为肺痈,一即本条之支饮。夫肺痿之咳逆,乃肺因痿而缩;肺痈之咳逆,乃肺因溃而塞。支饮之咳逆,当然因水气上发,逆而肺胀,故外形因气发而肿,故有用葶苈大枣泻肺汤主之,有用十枣以急下之,总宜观其水气之缓急,以施治之。《悬饮》篇云:"饮后水流在胁下,咳唾则引痛,谓之悬饮。"胁下有大板油一条,水停板油中,则重,有如物悬挂其处,此局部为患,故用十枣汤急去其水。《溢饮》篇云:"饮水流行,归于四肢,当汗出而不汗出,身体疼重,谓之溢饮。"此条重在一句当汗出而不汗出,则寒湿滞留,阻滞水道,返归四肢,遂令疼重,故以大青龙汤发其汗以主之。宗上四饮,痰饮乃由内而发,周身为病;支饮乃水气上发,阻塞肺部;溢饮乃由不汗而得,病由于外;悬饮乃停滞于局部之间,实属骤得之证。仲师示人以法,教后学以由常而变,不可板而不化,同一饮病,而病状纷歧,治法各异。我国以数千年之活人正典,历代圣贤之研究,设立望、问、闻、切之大法,深望诸同学,本大无畏精神,再作进一步之研究,发人所未发,使农黄大旨,发扬于五大洲,则幸矣。

(《复兴中医》1940 年 5 月)

《金匮》痰饮咳嗽病方论

钱公玄

(一) 苓桂术甘汤

茯苓四两　桂枝三两　白术三两　甘草二两

(二) 肾气丸

见前《虚痨》篇。

(三) 甘遂半夏汤

甘遂大者,三枚　半夏十二枚,以水一升,煮取半升,去滓　芍药五枚　甘草如指大一枚,炙

(四) 十枣汤

甘遂　大戟　芫花熬,等分

(五) 大青龙汤

麻黄六两,去节　桂枝二两　甘草二两,炙　杏仁四十个　生姜三两　大枣十

二枚　石膏如鸡子大,碎

(六) 小青龙汤

麻黄三两,去节　芍药三两　五味子半升　干姜三两　甘草三两,炙　细辛三两　桂枝三两　半夏半升

(七) 木防己汤

木防己三两　石膏十二枚,鸡子大　桂枝二两　人参四两

(八) 木防己加茯苓芒硝汤

即前方去石膏,加芒硝三合,茯苓四两,减防己一两。

(九) 泽泻汤

泽泻五两　白术二两

(十) 厚朴大黄汤

厚朴一尺　大黄六两　枳实四枚

(十一) 葶苈大枣泻肺汤

见前《肺痈》篇。

(十二) 小半夏汤

半夏一升　生姜半斤

(十三) 己椒苈黄丸

防己　椒目　葶苈　大黄各一两

(十四) 小半夏加茯苓汤

半夏一升　生姜半斤　茯苓四两

(十五) 五苓散

泽泻一两一分　猪苓三分　茯苓三分　白术三分　桂枝二分

(十六) 苓桂味草汤

茯苓四两　桂枝四两　甘草三两,炙　五味子半升

(十七) 苓甘五味姜辛汤

茯苓四两　甘草　干姜　细辛各三两　五味子半升

(十八) 苓甘五味姜辛半夏汤

茯苓四两　甘草　干姜　细辛各二两　五味子半升　半夏半升

（十九）苓甘五味加姜辛半夏杏仁汤

茯苓四两　甘草三两　五味子半升　干姜　细辛各三两　半夏半升　杏仁半升

（二十）苓甘五味加姜辛半杏大黄汤

茯苓四两　甘草三两　五味子半升　干姜三两　细辛三两　半夏半升　杏仁半升　大黄三两

《金匮》论饮有四，即痰饮、悬饮、溢饮、支饮是也，与近世所称痰饮不同，近世所谓痰饮，系指剧咳吐涎之证，而《金匮》则包括之范围较广，盖其所论者，乃多种水湿停聚之病变也。惟肺主通调水道，若水气停聚，则肺脏之气化窒碍，多见咳逆气促者，此所以《金匮》以痰饮与咳嗽同论也。此篇之咳，因饮而发，与前《肺痿肺痈咳嗽》篇所论者不同，故前篇诸方，泰半以逐水为主，治咳之药至少，兹分别释之如后。

《金匮》云："病痰饮者，当以温药和之。"该条文之后，次第出三方，即苓桂术甘、肾气丸及甘遂半夏汤，以意测之，该三方乃为治痰饮设也。夫水饮由于水湿凝聚所致，湿胜则阳微，故宜与温药以化之。统观《金匮》治饮诸方，以温药为多，良不诬也。夫《金匮》所论痰饮症状，谓其人素盛今瘦，水走肠间，沥沥有声，则明系脾阳式微，水谷不能化生精微，而饮停中州之证。方用苓桂术甘，温中化水极为合度，桂、甘辛甘可以化阳，苓、术健脾而兼利水也。至肾气丸治痰饮，与苓桂术甘同为虚方，盖亦可以温阳而利小便也。夫脾阳衰者，温脾不效，则惟有暖下，古人所谓益火生土之法是也。故用肾气丸治饮，为苓桂术甘之进一步办法。方中有附、桂之温阳，地黄之补肾，苓、泻之利水，补而不滞，利而不伐，洵善方也。以上二方，皆治虚证，而用温药和之之方也。甘遂半夏汤则为峻下剂，宜于形气俱实之人，以猛药一次而去之法也。方用甘遂、半夏荡涤痰饮，芍药、甘草以维护气阴。按下则伤阴，汗则伤阳，痰饮虽多阳虚，但实证峻下之后，耗液极易，故以芍药辅之。惟方中甘草，不作缓和之用，盖甘草与甘遂反，本草著有明文，仲景同用于一方，取其相反以建功，益增其泻下之力也。

十枣汤主治悬饮，亦一峻下剂也。悬饮证见水流胁下，咳吐引痛，是饮停胁下之证。十枣汤中甘遂、大戟、芫花皆泻水之峻品，通行十二经络，无所不达，水饮停留胁间僻处所在，非此不能搜逐净尽者也。然实证则可用，虚证当施温化，仲景虽未出方，然有前治痰饮之例为证也。

治溢饮凡二方，大、小青龙是也。按溢饮乃饮水流溢，归于四肢之病，是必有肿满之形可见。肢肿而见咳唾者，谓之溢饮；若但肿者，则为水气，而非痰饮病矣。仲景言大、小青龙均主之，《金鉴》注云："溢饮病属经表，虽当发汗，然不无寒热之别。热者以辛凉发其汗，大青龙汤；寒者以辛温发其汗，小青龙汤。"按大青龙汤有石膏，而小青龙中有姜、辛，故有寒热之别也。顾大青龙药力过剧，如审证不当，误用当有亡阳之险，且此方除发汗之力特峻外，镇咳祛痰之药甚鲜，故近代医家治痰饮，用大青龙者绝少。至小青龙汤一方，则不限于溢饮用之，凡寒饮停于胸膈，剧咳气喘吐涎沫者，用之其效颇神，小青龙之可治喘咳，《伤寒》已早有明文。方中麻、细为宣肺定喘之上将，姜、夏为温中化痰之要药，桂、芍可以和荣卫，芍、味可以镇咳逆，且细辛、干姜、五味，有开阖相济之妙，为经方治咳必用之药也。又按病咳喘而兼肢肿者，十九为虚证，盖由小循环障碍而起，病至危急，挽回颓势，颇非易事，大、小青龙攻克之药，绝不可浪投。故溢饮一证，虚多实少，实者可用《金匮》法，虚者则不可用，不可不慎也。

（《新中医刊》1940年5月）

读《金匮》痰饮证书后

彭承中

欲知痰饮之源起，须知水行之道路及呼吸之关系。夫人饮水入胃，胃之四面有微窍以渗出，游溢三焦，透出肌腠，其清者得肾阳之熏蒸，上出而为气，内运而为液；其浊者因肺气之排泄，下出而为溺，外出而为汗。《内经》云："饮水入胃，游溢精气，上输于脾，脾气散津，上归于肺，通调水道，下输膀胱，水精四布，五经并行。"此其义可深长思也。乃后人以谓水至小肠，飞渡膀胱，此真不知水行之道路，而为此臆度之谈也。虽然水之行，气为之也。气之生，生于肾，气之行，行于肺，而鼓动津液，荣养周身，此其功能也。若气病则津液凝滞，阳盛则结而为痰，阴盛则凝而为饮，此欲知痰饮之原起，须知水行之道路之义也。至呼吸之关系，为痰饮之原起，则又何也？盖人吸入之天阳，由气管入肺叶，历心系入背脊以下入肾系，穿胞中，蒸动膀胱之水化而为气，气既化，循气街而上达于膈，出于肺，此呼吸之道路也。但吸入引心火以下行，督脉主之；呼出挟水气以上腾，任脉主之。若气病则呼吸短而水停矣，阳气虚而水盛矣，脾气衰而水无制矣。水哉水哉，停于胁下，则为悬饮；停于膈上，则为支饮；错走于小肠之中，漉漉有声，而不外行于肌腠，则为痰饮；泛行于经络之间，则为溢饮。且也水逆胃则呕吐生，水凌心则悸动作，水蔽阳则眩冒成，水滞气则心下痞。水留于胸中，壅塞肺气，故短气喘满；水留身体，阻滞经络，故痛压筋节；水留肝经，胁下支满，故咳吐，痛引缺盆；水在心上，著于系后，故背冷如掌大。至若少气腹肿身重，水在脾也；阴囊足胫肿，脐下悸，水在肾也；吐涎沫，欲饮水，水在肺也；心下坚筑短气，恶水不欲饮，水在心也。由是观之，痰饮由于水停，水停由于呼吸。呼吸调则水行三焦之中，外出而为汗，下出而为溺，上出而为气，周流而为津，又何痰饮之有耶？总之肤腠不宣，水气以致壅塞为饮，此饮起于膀胱为表水；下焦有寒，不能制服本水，致逆行为饮，此饮起于肾为里水，二者亦为痰饮之正源。他若寒饮食停于胸中，水气上冲，肺实受之而成嗽，经久不止，水病已成，不论四时昼夜，遇诸动嗽之物而即剧，此水饮之另一源也，为医者尤不可不知。

（《医界春秋》1934 年 11 月）

"短气有微饮，当从小便去之，苓桂术甘汤主之，肾气丸亦主之。""病溢饮者，当发其汗，大青龙汤主之，小青龙汤亦主之。"试分判其一证二方之原理

孙吉甫（原名嘉惠）

短气者不必皆有饮，有饮者不必皆从小便去。今短气而有微饮，要当从

小便以去之，然此病有由肾火不足而脾寒者，有由肾中水火俱乏者。其由肾火不足而脾寒者，是肾阳独衰，胞室无热，不能温脾，脾因以寒，由是饮阻其气，气不能降，而吸气短，饮不化气，气出因弱，而呼气短，治须使饮下行，由小便而去，病始可愈。然饮之下行，必赖气以降之，而气之不升者则不降。试观采煤井窑，有火洞以升气，而后风洞之气始可入，其理可悟。故仲师用苓桂术甘汤主治之，方用茯苓转水饮以下入膀胱；用白术升脾气，而燥利水饮；甘草温补脾气，以助阳气之升降；而桂枝即肉桂，与解肌桂枝，古代同称，此药尤要，盖引心火下入血室，以温肾暖脾化饮而生升其阳气也。肾脾寒而有微饮，治法如是。若咳满泄泻，而饮病剧甚者，则当用附子理中汤，加肉桂、茯苓、半夏、枳壳、陈皮等品，不得以是方统治之。其由肾中水火俱乏者，是肾水亏甚，肾火随泄，肾因以寒，输尿管萎缩，则肾不纳水，水遂泛滥而为饮，渐致呼吸气短，如是之病，往往有之。仲师用肾气丸主治，盖补肾水肾火以利窍，生升阳气以降饮。方中熟地、山萸滋补肾水，茯苓、泽泻转饮下趋，肉桂引火归源，附子振兴肾阳，皆使输尿管因热胀大，气机通利，以植饮从便去之基础，而山药补脾，偕桂、附生升肾胃阳气，使饮降于尿管，以为饮从便去之工作。至于丹皮一味，在六味丸方中，则清除肝热，以防其消耗与疏泄，今于水火俱补之方，用此清肝之品，无关紧要，分量尽可从轻。青主于嗽不能眠，一睡痰如泉涌证，而谓为肾中水随火竭，寒不纳水，治以大剂六味丸变作汤，加肉桂、附子，既补水火以利肾窍，又转水饮以趋膀胱，则水有归纳之处，痰无停滞之忧，于是药下喉而即安，殆于仲师以此丸治此证，而师用其意耳。饮水入膈膜，不下走网油，以入膀胱，而溢出腠理以归于四肢，此当汗出而不汗出，则身体疼重，是谓溢饮，故病溢饮者，急当发汗以治之，然此病有内寒、内热之别。其病之有内热者，则由中焦有热，一时饮水难下，中膈膜出腠理而归四肢，后又外饮郁阳，而肺胃之间，热亦渐生，故仲师以辛凉发汗，而用大青龙汤主治，方用麻、桂从营卫以发汗，用石膏清三焦肺胃之热，杏仁利降肺气使达于皮毛，甘草温补脾气使充于肌表，皆托其饮邪，以出于汗孔，生姜从三焦走腠理四肢以散饮邪，使溢饮尽随汗出，而无丝毫之留遗。徐忠可对于此病谓其表有寒侵，故身重，而又疼；吾又谓其表有寒袭，故当汗而不汗。大青龙汤麻黄用六两，分量三倍桂枝，殆于治饮之中，而兼从卫分以治其表寒欤。其病之有内寒者，则由肾阳滞而脾脏寒，饮水不能利下，由膈膜外流腠理，而归四肢，后又饮气内侵，而脾气寒，故仲师以辛温发汗，用小青龙汤主治，方用麻黄从卫分以发汗，用桂枝从营分以发汗，甘草补中，干姜温脾，细辛升达胞中之阳，半夏降利肺卫之气，阳升气降，中气温调，更可佐助麻、桂以发汗，而五味敛阳气，可使麻、桂发汗而不至于伤阳，芍药敛阳气，而又敛阴液，可使麻、桂发汗，而不至于伤阴。观四神丸之治鸡鸣泻，用五味以摄阳，苓桂五味甘草汤之治冲逆，用五味以纳阳，可知其敛阳之功用；又观真武汤之治心下悸，用芍药以敛阳，桂枝汤之治中风用芍药以存津，则可知其敛阳而又敛阴矣。用此二味，又所以防麻、桂过汗之弊。惟细辛性极猛烈，多云用勿过钱，方中此味，量为三两，即以王扑庄所云，汉量一两，当今七分计之，亦为二钱有奇，未免过重，似宜斟酌，而少用为妥。总之，肾阳虚衰而脾寒，其为饮，当治以苓桂术甘汤，使饮从少腹油膜，下走于膀胱；肾中水火俱乏，其微饮，当治以肾气丸，使饮从肾中尿管，以下走于小便。大青龙汤治内有热之溢饮，用辛凉以发汗；小青龙汤，治内有寒之溢饮，用辛温以发汗。医者临证，务须细心审查，按病用方，倘或于一证两方之病，而谓古人云，此方可治，彼方亦可治，遂随用一方以治之，此实难期中病，而岂行仁术者之正道哉？

考证渊博，惟拘泥八味丸为水火并补之言，实属白璧微瑕。（时逸人评）

（《医学杂志》1930年2月）

苓桂术甘汤及肾气丸治短气微饮之意义

陈芝高[①]

尝读《金匮要略》"短气有微饮，苓桂术甘汤主之，肾气丸亦主之"一节，

---

① 陈芝高（1918—?）：广东东莞人，三代世医，函授于上海陆渊雷，后在东莞市太平人民医院中医科工作，任副院长。精于医治温病、痹证。

初以为同是短气，同是微饮，用一汤治之足矣，必主用二汤，毋乃太无分别乎？反三思之，始知苓桂术甘汤所主之短气，是微饮在脾，肾气丸所主之短气，是微饮在肾，故分别以治之也。兹请将短气微饮主用肾气丸之义释之。夫肾经具水火之体，为生气之源，膀胱乃州都之官，为贮水之器。平人无病，肾中命门之火，蒸动膀胱之水，而化为气，上出口鼻，则为呼吸，横出皮毛，则为卫气，所余之水，下出溺窍，则为小便。而所以有短气微饮之证者，由于火不足以蒸水，命阳不振，不能化气上腾，气机不达，呼吸不灵，故气觉短促。故肾气丸用桂、附补肾命之火，以振阳化气，苓、泽通达州都，以利饮邪，通补兼施，气化水去，小便一利，短气之患自平矣。再以短气微饮主用苓桂术甘汤之义言之。夫苓桂术甘证，固因微饮而短气，然所以短气之故，以脾虚生饮，与肾气丸之肾虚生饮者，又不同也。《经》云："水在脾，少气身重。"诚以脾居心下，水邪在脾，阻隔膀胱之气，不能上升，阻隔肺中之气，不能下降，故气反见短促；即身中繁重之证，亦必并见，以脾主肌肉，而饮邪在脾故也。饮既在脾，则非肾气丸之所宜，而主以苓桂术甘汤，又为对证之药矣。以桂枝甘辛而温，能助心阳而化气，白术、甘草，崇土以逐饮邪，茯苓通三焦，而利小便，心阳旺，则小便利，小便利，则微饮自除，病自愈矣。合而论之，此二证必有小便不利，观仲景言"当从小便去之"，细玩一"当"字，便知此二证均是小便不利生饮，因饮停而短气，当利小便无疑矣。可见读古人书，当细心探讨，非可拘于句下也。

（《杏林医学月报》1935年12月）

"病者脉伏，其人欲自利，利反快，虽利，心下续坚满，此为留饮欲去故也，甘遂半夏汤主之"释义

陈芝高

医者理也，不知病理者，不可以言医，不知脉理者，亦不可以言医，故为医者，必审病察脉，乃能万全也，此其故。吾于《金匮》留饮证，病者脉伏，主

以甘遂半夏汤一节而得之。陈修园之释此节,谓病者脉伏,可知其有留饮,陈氏只知脉伏为留饮,而不知留饮何以能使脉伏,所谓知其当然,而不知其所以然也。今吾特为之解曰:夫脉之行也,血行而气裹之,脉乃动焉。夫人一呼脉再动,一吸脉亦再动,一呼一吸,脉来四至,乃为平脉。呼出之气,发于心肺,吸入之气,藏于肝肾,呼吸之气,必假道于心下之膈膜,为出入之道路,如伐虢必假道于虞也。兹水饮停留于心下之膈膜,归气为水饮阻遏,则菀于内,而不能达于外,气道因而不通,故脉伏也。夫所伏之云者,是推筋著骨,其脉乃见,如物之伏匿,故有伏脉之称焉。徐灵胎云:"阴遏阳伏则脉伏。"此节之脉伏,即阴遏阳伏之义也。以其脉伏,故知其有留饮也。其人便欲自利,利后反见爽快者,留饮欲去之状也。大便虽利,心下续坚满者,心下之留饮虽欲去,而不能去,仍结于心膈之间,故心下复见坚满之象。仲师恐人不知为留饮欲去,故仲师因复自行注脚曰:"此为留饮欲去故也。"留饮虽有欲去之象,而不能自去,必因其势而利导之,故用甘遂半夏汤,以攻其留饮。《本经》言甘遂味苦气寒,除留饮而利水道;半夏味辛气平,治心下坚满。叶天士则言半夏能消痰散结。本方之用甘遂、半夏,除留饮而散结,仲师恐甘遂、半夏之力猛烈,而脾胃之元气,反为其所伤,故复用甘草、白蜜、芍药,安中州而益元气。本草言甘遂、甘草相反,而本方反同用者,正欲取其一战而成功,使邪无容留之地,则留饮去而正亦不伤。立法面面周到,此仲师所以为医中之圣,为医者,必要先识脉即病理也乎!

(《国医砥柱月刊》1937年3月)

"久咳数岁,其脉弱者,可治;实大数者,死;其脉虚者,必苦冒"释义

陈惠言

凡读仲景书,必先晓其文法,乃能探其妙义。如《金匮》痰饮咳嗽篇言久咳数岁云云,此特束上起下之词耳。而陈氏修园释之曰:"久咳数岁,缘支饮

积肺而咳，饮久不已，则咳亦久而不已。其脉弱者，知邪不进，实大数者，知邪日进，其脉虚者，知正衰而邪亦衰。"其说似矣，然蒙窃有异焉。上文云"脉弦数者有寒饮，冬夏难治"，又云"脉沉而弦者，悬饮内痛，十枣汤主之"，夫曰难治，则非不治可知，曰冬夏难治，则非冬夏便易治可知。兹之实大数，与彼之所谓弦数、沉弦，当亦无甚悬殊，何遽定之为死？此其可疑者一。脉弱与脉虚，亦无甚差别，接连及之，不嫌复赘乎？此其可疑者二。久咳而至数岁，其必迁延日久，药不中病可知，岂一冒遂能尽其证候？此其可疑者三。不知此节乃承上启下之词，并非泛论支饮诸脉证也。"久咳数岁"句，盖承上文百日一岁而甚言之，"脉弱"二句，乃穷极十枣汤之归宿，其"脉虚"句，则申言脉弱之可治，并以起下文青龙加减诸治法也。夫曰久咳数岁，囫囵言之，盖即承上文"咳家其脉弦，为有水""支饮家，咳烦胸中痛"诸脉证而言，故不复详言脉证于此，而援用百日一岁之例，而循用十枣汤以为背城之借，然而不能操胜算也。故服之而脉弱者，渠魁既除，胁从是散，故曰可治。若实大数者，是水邪内结，固若金汤，虽有雄师势难用武，故定之曰死。其脉虚者必苦冒，虚即弱之互辞，冒家有冒家之治法，而其治法已见于上下文中，固可不烦赘言也。其兼有他证者，则自有青龙加减诸活法在，以数岁之咳，非一法所能竟其功，故不得不委曲详尽如是，观下文数条均不言脉，盖已浑括于脉弱中，又可不言而喻者也。且夫支饮向由而名，饮病又何由而成何，支训哉"枝"，亦训"撑"，皆举而向上之意。支饮者，水饮由下上田，有似木枝上发，其病在上而其根则在下，盖即水饮上冲于肺之证也。唐氏容川曰：少阳者，水中之阳，是为相火，其根源实出于肾系。肾系即命门，命门为相火之根，《经》所谓少阳属肾者也。肾为寒水之脏，肺有通调水道之权，金水相生子母一气，气化流通，周环不息，《经》所谓肾上连肺者也。肾主水而行水之腑，实为三焦。西医云：饮水入胃，胃之四面，均有微管将水吸出，散走膈膜，水由上焦历肝膈透肾系，入下焦油膜以达膀胱，其糟粕出于溺孔而为溺，其精华藏于膀胱而为津液，《经》所谓"三焦者，中渎之腑，属膀胱"，又云"三焦者，决渎之官，水道出焉"者也。夫水必与火而相济，西法以火煎水而取轻气，物质如是，人身亦然。盖人心属火，鼻中吸入之天阳亦属火，西医谓气从鼻入，由管入肺，历心系循背脊以下入肾系，又从肾系入连网以至于脐下胞中，人身藉此天阳之气以蒸动膀胱之水，化而为气，则透出膀胱入胞中，上循脐旁气冲上膈入肺而还出于口鼻。上出之气，著于漆石则成为灵珠，在口舌存腑之中则为津液，又外出于皮毛以熏肤润肌而为汗，《经》所谓"膀胱者，州都之官，津液藏焉，气化则能出"者也。然则导心火以下济于肾，蒸肾水以上通于肺，皆三焦之力也，三焦通利，则水有下行之路，膀胱气化，则水有上濡之用，如是尚何饮病之有？惟火微不足以蒸水，水盛反足以侮土而饮病生焉，故曰咳家其脉弦为有水，明其为少阳脉，即可决其为少阳病也。曰脉弱者可治，言水去而土安，然后脾得复其健运之常，胃得复其受盛之常，如洪水既平乃可施艺树之术，此其义也。曰实大数者死，言积水汪洋，渺无边际，纵极力疏瀹无济于事不为无益，反以败之，故弦脉不减，反变为实大数诸脉也。曰其脉虚者必苦冒，言水邪既去正气将复，惟经一番疏决，心胆为之震动，天君尚未泰然，故有此昏冒不明之象，《书》所谓"若药不瞑眩，厥疾不瘳"者也。至以下数条，皆明言饮家之正治，实即申明脉弱可治之正法，故下即续言之曰治属饮家。诚以数岁之咳，非朝夕可以奏功，故多方以求之，亦如大盗既平而善后诸事宜，正自有无穷之妙用也。蒙故曰：能晓仲景之文法，乃能探仲景书之精义，有识者或不河汉斯言。

（《中医杂志（广东）》1927年12月）

"脉弦数有寒饮，冬夏难治"解

曾贞蔚

《金匮》痰饮篇，言"脉弦数，有寒饮，冬夏难治"。夫内有寒饮，脉不当数，无怪《金鉴》谓弦数，宜训作弦迟矣。然第求脉证相符，至改易经文而不恤，殊非正解。陈修园则谓脉弦主寒，脉数主热，弦数为脉与脉相左，弦数而有寒饮，为脉与证相左，其解似矣，而实非也。《寒疝》篇言脉数而紧，乃弦状，明明合数紧二者，形容弦脉之真相，则本节之脉弦数，何得谓脉与脉相左？彼节又言脉弦数者，当下其寒，明明指弦数，为寒证之当下，则本节之寒饮，脉见弦数者，亦属寒证无疑，安得泥本文数字，疑为脉与证相左？修园既引《寒疝》篇经文，为本文注脚，惜乎未能领会彼节经旨也。独是弦而兼数，以脉象言，不谓之热不得也；饮而曰寒，以病证言，不谓之寒不得也。脉证互参，寒热并见，其为真寒假热也必矣。请言其故，盖人身不外水火耳，水之能流行而不停留者，赖火中之阳气以布散之，水得火济，火得水济，夫何有于饮？更何有于寒饮？乃身中真火，先自处于不足运行宿水之地，则内蓄之水，向听命于火，循膜网而灌溉于上下表里者，至是并新入之水，亦因旧饮不去，碍其渗利之道路，停则与之俱停矣。停甚则寒甚，水转盛者火愈衰，火愈衰，则反为水所凌逼，此时之阳火，当有郁而发动之机，故脉之形于寸口，遂觉其弦而数。是弦者，乃饮家本证之脉，弦而数者，乃饮家阴激阳动之脉也。然冬夏难治何也？陈修园释之，谓冬大寒，夏大热，偏寒偏热之药，不能两全，故曰难治。夫饮为寒饮，证即寒证，经文何等明白，何以热药不可用？总之囿于弦数之"数"字，遂觉本证真面目，反为所掩。《金鉴》则谓冬阴极于外，夏阴极于内，故为难治，其解仍偏而不全也。盖钱氏改"数"字为"迟"字，宜其只言阴极一边，遗却阳极一边，不知难治之故，须兼冬阳入于内，夏阳出于外而言，方为面面俱到。请再言之，水质本流动也，遇冷则凝。格致家类能言之，冬则阳气潜藏，阴气发泄，人身之阴阳，亦随天地之阴阳以为内外，谓其阳气内伏，是脏腑有余于火，原可鼓动水质，不至凝滞于中。今乃于内停之饮，且不能鼓动而温散之，况或水饮流行，归于四肢，身体疼重，师所称为溢饮者，更受冬寒外束，而凝于经表矣。此时欲治其饮，治表则碍里，治里则遗表，表里兼治，又恐药力过峻，非元阳微弱者所宜，难乎不难乎？然夏亦难治何也？诚以饮留于内，夏则阳气浮于表，则不能复返于里，以为驱散阴寒之作用，则积饮易至滔天，是不特火不济水，更恐火随水灭也。且也肝之本脉为弦，而长夏则湿土用事，今乃脉见弦数，是肝来乘脾，为侮其所胜。夫不得相生之脉，而反得相克之脉，已犯医家之大忌矣。况饮入之水，欲停而尚未停者，竟因夏日阴盛于内，适足助其寒饮，而凝之使结。夫脉既逆脉，而证复逆证，恐中工亦难措手也。虽然，此证非不可治也,不过难治耳,非尽难治也,不过冬夏惟然耳。彼钱、陈二注,乌能知本节经旨之奥妙哉?

(《国医杂志》1932年)

【编者按】

本篇论述痰饮咳嗽,其要在痰饮,而咳嗽只是痰饮病的症状之一,故是篇《咳嗽》与之前《肺痿肺痈咳嗽上气》篇,有分有不分。

痰饮病,即广义痰饮,为人体津液代谢失常,水液停积体内某一局部所引起的病证。就症状而言,在上者有涕多、痰多、心悸、胸满、咳喘、头昏、头眩等症,在中者有腹满、肢肿、呕吐、泄泻等症,在下者有小便不利、腰重、腰痛等症,在外者有水肿、肢节酸痛等症,依此即可诊断为痰饮病。

本篇论饮有四:一曰痰饮,由水不化气,周体失其濡养所致。素盛今瘦,内有停水,故有水走肠间,沥沥有声,其外形不肿,此为痰饮,其主要部位在腹中,非今之久咳痰喘证也。二曰悬饮,饮后水流在胁下,咳唾引痛,其主要部位在胁下,类似于今之胸膜炎、胸腔积液。三曰溢饮,饮水流行,归于四肢,当汗出而不汗出,身体疼重,其主要部位在皮肤四肢。此为内有停水而外发水肿,即水气病之风水水肿病也,治当发汗。四曰支饮,咳逆倚息,气短不得卧,其形如肿,其主要部位在上,心与肺也。此只有痰无水,是为气肿,故曰其形如肿,而与溢饮之水肿不同,即今之停饮痰咳喘满症也。今之谓痰饮者,多本指此,此为狭义之痰饮。

仲景于痰饮论治,提出"病痰饮者,当以温药和之",后世奉为皋臬。然读后文"夫短气有微饮,当从小便去之,苓桂术甘汤主之,肾气丸亦主之",苓桂术甘、肾气丸两方,均为温阳利小便方药,而此"和之",或为利小便之"利之"为更妥,因"和""利"二字古代篆书近似,故"和"字或为"利"字之讹。

四饮之治,痰饮者,实证利水攻逐,以甘遂半夏汤、己椒苈黄丸为代表;虚证温阳健脾,利水消饮,《内经》所谓"洁净腑",以苓桂术甘汤、肾气丸、小半夏加茯苓汤为代表。悬饮者,多为实证,以十枣汤为代表。溢饮者,水在表也,当发其汗,《内经》所谓"开鬼门",以大、小青龙汤为代表。支饮者,其有表证者,小青龙汤;无表证者,伤寒里证真武汤,温病里证葶苈大枣泻肺汤;支饮咳嗽,苓甘五味姜辛汤;支饮胸满,厚朴大黄汤;支饮眩冒,泽泻汤;支饮喘满,心下痞坚,面色黧黑,木防己汤。

全《痰饮咳嗽病脉证并治》二十余方,除却十枣汤方之红枣,木防己汤、《外台》茯苓饮之人参,肾气丸之地黄、山药、山茱萸等味为补药外,余方俱不用补,故本篇多用攻利之方,而痰饮实证,尤当忌补。本篇方药,于现今临床,仍为痰饮病常用之方剂。

消渴小便利淋病脉证并治第十三

【原文】

(1) 厥阴之为病,消渴,气上冲心,心中疼热,饥而不欲食,食即吐,下之不肯止。

(2) 寸口脉浮而迟,浮即为虚,迟即为劳,虚则卫气不足,劳则荣气竭。趺阳脉浮而数,浮即为气,数即为消谷而大坚(一作紧),气盛则溲数,溲数即坚,坚数相搏,即为消渴。

(3) 男子消渴,小便反多,以饮一斗,小便一斗,肾气丸主之(方见脚气中)。

(4) 脉浮,小便不利,微热消渴者,宜利小便发汗,五苓散主之(方见上)。

(5) 渴欲饮水,水入则吐者,名曰水逆,五苓散主之(方见上)。

(6) 渴欲饮水不止者,文蛤散主之。

文蛤散方

文蛤五两

上一味,杵为散,以沸汤五合,和服方寸匕。

(7) 淋之为病,小便如粟状,小腹弦急,痛引脐中。

(8) 趺阳脉数,胃中有热,即消谷引食,大便必坚,小便即数。

(9) 淋家不可发汗,发汗则必便血。

(10) 小便不利者,有水气,其人若渴,用栝蒌瞿麦丸主之。

栝蒌瞿麦丸方

栝蒌根二两　茯苓三两　薯蓣三两　附子一枚,炮　瞿麦一两

上五味,末之,炼蜜丸梧子大,饮服三丸,日三服。不知,增至七八丸,以

小便利、腹中温为知。

(11) 小便不利,蒲灰散主之;滑石白鱼散、茯苓戎盐汤并主之。

蒲灰散方

蒲灰七分 滑石三分

上二味,杵为散,饮服方寸匕,日三服。

滑石白鱼散方

滑石二分 乱发二分,烧 白鱼二分

上三味,杵为散,饮服方寸匕,日三服。

茯苓戎盐汤方

茯苓半斤 白术二两 戎盐弹丸大一枚

上三味,先将茯苓、白术煎成,入戎盐再煎,分温三服。

(12) 渴欲饮水,口干舌燥者,白虎加人参汤主之(方见中暍中)。

(13) 脉浮发热,渴欲饮水,小便不利者,猪苓汤主之。

猪苓汤方

猪苓去皮 茯苓 阿胶 滑石 泽泻各一两

上五味,以水四升,先煮四味,取二升,去滓,内胶烊消,温服七合,日三服。

金 匮 杂 记

秦伯未著述　秦又安校订

消渴小便不利淋病脉证并治第十三

(一) 肾气丸

消渴多属于热,而《内经》有"心移寒于肺"之文。《金匮》有肾气丸之治,盖心火衰则肺津不布而消索,肾阳虚则不行津液以润肺,肾气丸中有桂、附,所以斡旋下焦颓堕之气,而使上行心、肺之分。若用滋阴润燥套方,同于饮水无济,但益下趋之势,驯至阳气全消,有降无升,饮一溲二而死耳。

（二）五苓散

治消渴无利尿之法，以津已伤也。仲景独用五苓者，因有脉浮微热之热在表证，小便不利之水停中证，仍为太阳腑证也。

（三）淋之为病

热在上焦，耗其津液，则为消渴，热在下焦，耗其津液，则为淋，同属热耗津液之病，故仲景并列一篇。惟其证小便如粟状，小腹弦急，痛引脐中，似属后世所谓沙淋，盖火热燔灼膀胱之腑，致溺结有形之块，犹海水煎熬而成盐碱也。虽未出方，而蒲灰散恰当。

（四）淋家不可发汗

仲景于热伤津血之证，俱禁发汗。淋家膀胱津液先虚，若更夺津液，膀胱气竭，胞中并虚，势必溺血，宜与疮家不可发汗诸条同观，其义尤显。

（五）栝楼瞿麦丸

栝楼瞿麦丸与五苓散，同为利水生津之剂，此用薯蓣，即五苓之用白术，惟五苓兼有微热，故用桂枝走表，此内有水气，故用附子温下。

（《中医指导录》1935年3月、4月）

《金匮》消渴病方论

钱公玄

肾气丸：见前虚劳病方章内。五苓散：茯苓、猪苓、泽泻、桂枝、白术。文蛤散：文蛤五两。

消渴病即糖尿病，已为世所公认。糖尿病缘由内分泌腺因病变而戾乎常态，体内之糖分不克正常分化，悉从小便而出，因此脏腑缺乏荣养，以致饥渴不止，形容憔悴，肌肤甲错也。国医谓消渴者，肥贵人膏粱之疾也。膏粱之体，醇酒厚味，炙煿煎炒，酿成内热，内热结于胃中，消津烁水，上界于肺，下及于肾，故有上、中、下三消之不同也。是以消渴初起，当属积热无疑，所以后人有用清阳明一法，釜底抽薪者。但阴未侮而体实者，间能获效，若阴已伤而体弱者,即非于宜也,当以润燥通幽黄龙、玉烛类,通润兼行,较为贴切。若肺阴伤则兼补肺阴,肾阴伤则兼补肾,或阴阳并补加减增损,随机应变方称善治。兹收《金匮》对消渴所主肾气、五苓、文蛤三方,分论变下。

肾气丸者,补肾之良方也。纳弱之人,或年高之辈,肾气不充,元阳不条,釜底无薪,水不化气,气既不升,津无以承,渴饮作矣。是以饮入之物,不补精微,纯从小便而出,故原文有"男子消渴,小便反多,饮一斗,小便一斗"一条,乃阴无阳以化之象,肾阳由不足而渐衰,阴分因溲多而日枯,其危殆也。可知亟以通阳补气生津益阴,或可挽回一二。考丸中君以地黄、山萸、山药,皆滋养强壮剂,对营养不良,内分泌枯竭,具有滋养培植之力;附子、肉桂,温肾壮阳,有兴奋内分泌之作用;丹皮清相火,泽泻、茯苓咸淡下,寓微泻于补中,动而不呆也。阳生阴长,津升渴除,气化泉缩,病自瘳矣。

五苓散者,通阳利水之方也。分析方药,此方对消渴病之功用,不甚显著,良由集方者之穿凿附会也。如《伤寒》厥阴之为病条,五苓散文条,均非消渴正文,以其文中有消渴字样,遂列入消渴门中,未明仲望真心之遵也。

文蛤散对消渴一证可谓无效,据钱璜谓,文蛤似海蛤而背有紫斑,即吴中所食花蛤,味咸属水,胜热利湿,故谓文蛤散利水则可,若谓治消渴则虚矣。

(《新中医刊》1941年4月)

【编者按】

本篇论述消渴、小便不利、淋病三病证治,然从条文来看,消渴与小便不利往往同时伴见,而淋病与小便不利,虽一者疼痛,一者不痛,但诸方药仍可互通。

消渴,《内经》有"五脏皆柔弱"和"数食甘美而多肥"之人易患此病,病变涉及肺、脾、肾三脏,其病机以阴虚燥热为主,然亦不可忽视阳虚或阴阳两虚之证。刘完素《三消论》,极大程度补充了消渴一证的治法,根据多饮、多食、多尿的主次,分为上消、中消、下消三类。上消以渴欲饮水、口干舌燥为主,治以益气生津,清热止渴,以白虎加人参汤为代表,或可加《金匮》文蛤散;中消以消谷善饥、口渴引饮、便坚溲数为主,仲景未出方,或可用调胃承气汤等,通腑泄热;下消以小便饮一溲一为主,治以肾气丸温肾化气。

综《金匮》消渴篇,篇中将《伤寒论》凡渴诸条,悉归于此,如五苓散渴欲饮水、小便不利,如猪苓汤脉浮发热、渴欲饮水、小便不利,如白虎加人参汤渴欲饮水、口干舌燥,如厥阴病消渴、气上冲心、心中疼热、饥而不欲食,凡此诸条,或与消渴病证有关,或仅为一症状,杂凑成篇,以致后之学者,于消渴之本来面目,反迷惑不清。

值得一提的是,栝楼瞿麦丸中附子、天花粉同用,可见仲景并无十八反之忌。《伤寒论》汤方加减法惯例,小柴胡汤、小青龙汤、柴胡桂枝干姜汤均有渴者加栝楼根一法,《本经》栝楼根"味苦寒,主消渴身热,烦满大热,补虚安中,续绝伤",为治疗消渴要药。但《伤寒》《金匮》无附子、栝楼根同用之例,以一为辛温燥热,一为甘寒养阴。栝楼瞿麦丸治"小便不利,有水气,其人若渴",如是则其人不渴可不用栝楼根。小便不利不可与附子,以《伤寒论》言"若小便色白者,少阴病形悉具"。栝楼瞿麦丸条小便不利却用附子,此必属阳虚寒湿,水气凝聚,不能宣发化生津液下渗膀胱之小便不利。今用附子温通,濬水之源,以利小便,此栝楼瞿麦丸之所以附子、花粉并用之意,本在此也。消渴虽多为阴虚燥热,然临证亦有阳虚一候,故仲景留此法以示人。

小便不利,只是一个症状,可见于很多疾病,本篇诸多条文亦仅提及小便不利,当以方测证以区别之。太阳蓄水,兼有表证,用五苓散通阳化气利水兼解表;水热互结,热盛伤阴,用猪苓汤养阴利水;阳虚消渴,下寒上燥,用栝楼瞿麦丸温阳利水兼以润燥;湿热夹瘀,可用蒲灰散或滑石白鱼散清热化瘀利窍;下焦虚热,中焦湿盛,可用茯苓戎盐汤清热通淋利小便。诸药之中,《本经》茯苓"利小便",猪苓"利水道",泽泻"消水",蒲黄"主心腹膀胱寒热,利小便,止血,消瘀血",滑石"主癃闭,利小便",衣鱼"主小便不利",发髲"主五癃关格不通,利小便水道",皆通利小便之品,临证还当辨证选用。

水气病脉证并治第十四

【原文】

(1) 师曰：病有风水，有皮水，有正水，有石水，有黄汗。风水，其脉自浮，外证骨节疼痛，恶风；皮水，其脉亦浮，外证胕肿，按之没指，不恶风，其腹如鼓，不渴，当发其汗。正水，其脉沉迟，外证自喘；石水，其脉自沉，外证腹满不喘。黄汗，其脉沉迟，身发热，胸满，四肢头面肿，久不愈，必致痈脓。

(2) 脉浮而洪，浮则为风，洪则为气。风气相搏，风强则为隐疹，身体为痒，痒为泄风，久为痂癞；气强则为水，难以俯仰。风气相击，身体洪肿，汗出乃愈，恶风则虚，此为风水；不恶风者，小便通利，上焦有寒，其口多涎，此为黄汗。

(3) 寸口脉沉滑者，中有水气，面目肿大，有热，名曰风水。视人之目窠上微拥，如蚕新卧起状，其颈脉动，时时咳，按其手足上，陷而不起者，风水。

(4) 太阳病，脉浮而紧，法当骨节疼痛，反不疼，身体反重而酸，其人不渴，汗出即愈，此为风水。恶寒者，此为极虚，发汗得之。

渴而不恶寒者，此为皮水。

身肿而冷，状如周痹，胸中窒，不能食，反聚痛，暮躁不得眠，此为黄汗，痛在骨节。

咳而喘，不渴者，此为脾胀，其状如肿，发汗即愈。

然诸病此者，渴而下利，小便数者，皆不可发汗。

(5) 里水者,一身面目黄肿,其脉沉,小便不利,故令病水。假如小便自利,此亡津液,故令渴也。越婢加术汤主之(方见下)。

(6) 趺阳脉当伏,今反紧,本自有寒,疝瘕腹中痛,医反下之,下之即胸满短气。

(7) 趺阳脉当伏,今反数,本自有热,消谷,小便数,今反不利,此欲作水。

(8) 寸口脉浮而迟,浮脉则热,迟脉则潜,热潜相搏,名曰沉。趺阳脉浮而数,浮脉即热,数脉即止,热止相搏,名曰伏。沉伏相搏,名曰水。沉则脉络虚,伏则小便难,虚难相搏,水走皮肤,即为水矣。

(9) 寸口脉弦而紧,弦则卫气不行,即恶寒,水不沾流,走于肠间。
少阴脉紧而沉,紧则为痛,沉则为水,小便即难。

(10) 脉得诸沉,当责有水,身体肿重。水病脉出者,死。

(11) 夫水病人,目下有卧蚕,面目鲜泽,脉伏,其人消渴。病水腹大,小便不利,其脉沉绝者,有水,可下之。

(12) 问曰:病下利后,渴饮水,小便不利,腹满因肿者,何也?答曰:此法当病水,若小便自利及汗出者,自当愈。

(13) 心水者,其身重而少气,不得卧,烦而躁,其人阴肿。

(14) 肝水者,其腹大,不能自转侧,胁下腹痛,时时津液微生,小便续通。

(15) 肺水者,其身肿,小便难,时时鸭溏。

(16) 脾水者,其腹大,四肢苦重,津液不生,但苦少气,小便难。

(17) 肾水者,其腹大,脐肿腰痛,不得溺,阴下湿如牛鼻上汗,其足逆冷,面反瘦。

(18) 师曰:诸有水者,腰以下肿,当利小便,腰以上肿,当发汗乃愈。

(19) 师曰:寸口脉沉而迟,沉则为水,迟则为寒,寒水相搏,趺阳脉伏,水谷不化,脾气衰则鹜溏,胃气衰则身肿。少阳脉卑,少阴脉细,男子则小便不利,妇人则经水不通。经为血,血不利则为水,名曰血分。

(20) 问曰:病有血分、水分,何也?师曰:经水前断,后病水,名曰血分,此病难治;先病水,后经水断,名曰水分,此病易治。何以故?去水,其经自下。

(21) 问曰:病者苦水,面目身体四肢皆肿,小便不利,脉之,不言水,反言胸中痛,气上冲咽,状如炙肉,当微咳喘,审如师言,其脉何类?

师曰:寸口脉沉而紧,沉为水,紧为寒,沉紧相搏,结在关元,始时当微,年盛不觉,阳衰之后,荣卫相干,阳损阴盛,结寒微动,肾气上冲,喉咽塞噎,胁下急痛。医以为留饮而大下之,气击不去,其病不除。后重吐之,胃家虚烦,咽燥欲饮水,小便不利,水谷不化,面目手足浮肿。又与葶苈丸下水,当时如小差,食饮过度,肿复如前,胸胁苦痛,象若奔豚,其水扬溢,则浮咳喘逆。当先攻击冲气,令止,乃治咳,咳止,其喘自差。先治新病,病当在后。

(22) 风水,脉浮身重,汗出恶风者,防己黄芪汤主之。腹痛加芍药。

防己黄芪汤方

防己一两　黄芪一两一分　白术三分　甘草半两,炙

上剉,每服五钱匕,生姜四片,枣一枚,水盏半,煎取八分,去滓温服,良久再服。

(23) 风水恶风,一身悉肿,脉浮不渴,续自汗出,无大热,越婢汤主之。

越婢汤方

麻黄六两　石膏半斤　生姜三两　大枣十五枚　甘草二两

上五味,以水六升,先煮麻黄,去上沫,内诸药,煮取三升,分温三服。恶风者加附子一枚(炮),风水加术四两(《古今录验》)。

(24) 皮水为病,四肢肿,水气在皮肤中,四肢聂聂动者,防己茯苓汤主之。

防己茯苓汤方

防己三两　黄芪三两　桂枝三两　茯苓六两　甘草二两

上五味,以水六升,煮取二升,分温三服。

(25) 里水,越婢加术汤主之;甘草麻黄汤亦主之。

越婢加术汤方(见上,于内加白术四两,又见脚气中)。

甘草麻黄汤方

甘草二两　麻黄四两

上二味,以水五升,先煮麻黄,去上沫,内甘草,煮取三升,温服一升,重复汗出,不汗再服。慎风寒。

(26) 水之为病,其脉沉小,属少阴;浮者为风,无水;虚胀者,为气水。发其汗即已,脉沉者宜麻黄附子汤,浮者宜杏子汤。

麻黄附子汤方

麻黄三两　甘草二两　附子一枚,炮

上三味,以水七升,先煮麻黄,去上沫,内诸药,煮取二升半,温服八分,日三服。

杏子汤方(未见,恐是麻黄杏仁甘草石膏汤)。

(27) 厥而皮水者,蒲灰散主之(方见消渴中)。

(28) 问曰:黄汗之为病,身体肿(一作重),发热汗出而渴,状如风水,汗沾衣,色正黄如柏汁,脉自沉,何从得之?师曰:以汗出入水中浴,水从汗孔入得之,宜芪芍桂酒汤主之。

芪芍桂酒汤方

黄芪五两　芍药三两　桂枝三两

上三味,以苦酒一升,水七升,相和,煮取三升,温服一升,当心烦,服至六七日乃解。若心烦不止者,以苦酒阻故也(一方用美酒醯代苦酒)。

(29) 黄汗之病,两胫自冷;假令发热,此属历节。食已汗出,又身常暮盗汗出者,此劳气也。若汗出已,反发热者,久久其身必甲错;发热不止者,必生恶疮。若身重,汗出已辄轻者,久久必身瞤,瞤即胸中痛,又从腰以上必汗出,下无汗,腰髋弛痛,如有物在皮中状,剧者不能食,身疼重,烦躁,小便不利,此为黄汗,桂枝加黄芪汤主之。

桂枝加黄芪汤方

桂枝三两　芍药三两　甘草二两　生姜三两　大枣十二枚　黄芪二两

上六味,以水八升,煮取三升,温服一升,须臾饮热稀粥一升余,以助药力,温服取微汗。若不汗,更服。

（30）师曰：寸口脉迟而涩，迟则为寒，涩为血不足。趺阳脉微而迟，微则为气，迟则为寒，寒气不足则手足逆冷，手足逆冷则荣卫不利，荣卫不利则腹满胁鸣相逐，气转膀胱，荣卫俱劳。阳气不通即身冷，阴气不通即骨疼。阳前通则恶寒，阴前通则痹不仁。阴阳相得，其气乃行，大气一转，其气乃散。实则失气，虚则遗尿，名曰气分。

（31）气分，心下坚，大如盘，边如旋杯，水饮所作，桂枝去芍药加麻辛附子汤主之。

桂枝去芍药加麻黄细辛附子汤方

桂枝三两　生姜三两　甘草二两　大枣十二枚　麻黄二两　细辛二两　附子一枚,炮

上七味，以水七升，煮麻黄，去上沫，内诸药，煮取二升，分温三服。当汗出，如虫行皮中，即愈。

（32）心下坚，大如盘，边如旋盘，水饮所作，枳术汤主之。

枳术汤方

枳实七枚　白术二两

上二味，以水五升，煮取三升，分温三服。腹中软，即当散也。

<h2 style="text-align:center">附　方</h2>

《外台》**防己黄芪汤**　治风水，脉浮为在表，其人或头汗出，表无他病，病者但下重，从腰以上为和，腰以下当肿及阴，难以屈伸(方见风湿中)。

金匮杂记（一）

秦伯未

仲景治水饮有枳术汤，元素治痞证有枳术丸，虽元素之方，从仲景化出，但仲景为水饮所作，用汤以荡涤之，元素为食积所作，用丸以消磨之，一汤一丸，各有深意，非漫无主张者也。能悟此，仲景之方，可以统治百病，可以化成千万。

寒中于里,水停于内,舍附子不能温化,但须察其脉沉用之。《伤寒论》治伤寒,脉浮用麻黄汤,脉沉用麻黄附子细辛汤;《金匮》治水气,脉浮用杏子汤,脉沉用麻黄附子汤,杏子汤即麻黄汤去桂枝,麻黄附子汤即麻黄附子细辛汤中去细辛也,组织相似。

(《中医世界》1930年12月)

金 匮 杂 记(二)

秦伯未著述　秦又安校订

水气病脉证治第十四

(一)五水

魏念庭曰:"《内经》曰:三阴结,谓之水。三阴者脾肺也,脾者水之防也,其性喜燥而恶湿;肺者气之主也,其性喜温而恶寒。肺气弱则输敷于表里者,必俱疏缓,而是处有寒,皆可留滞;脾土衰则旋运乎精血者,必多固冱①,而是处有湿,必致浸淫。寒湿二邪,存于脏腑,容于募原支系,着于分肉经络,为病不一,而水气乃其中之一也。仲景宗《内经》而另出手眼,分五水以辨证,盖皆水气之为病而异流同源者。"

(二)风水皮水正水石水

风水与皮水相类属表,正水与石水相类属里,但风水恶风,皮水不恶风,正水自喘,石水不自喘为异耳。

(三)寸口脉沉滑

寸口脉沉滑者,中有水气,面目肿大有热,名者风水。夫风水之脉当浮,今曰沉者,盖指中有水气也。水气相结,似属正水。然面目肿大有热,则属风邪,故名风水。唐容川谓沉滑见于寸部,为水犯于表之诊,殊非经旨。

---

① 冱(hù):闭塞。

(四) 腰以下肿腰以上肿

"诸有水者,腰以下肿,当利小便;腰以上肿,当发汗",释者均以天地阴阳清浊为主。要之肿之所至,即水之所至,水之所至,不外表里上下,停蓄在下而用利,泛滥在上而用汗,即风水、正水之两大法门,各因其势而利导之也。

(五) 防己茯苓汤

皮水用防己茯苓汤,与风水之用防己黄芪汤相近,方中仅去术加桂、苓,以风水之湿在经络近内,皮水之湿在皮肤近外,故以苓协桂,渗周身之湿,而不需术以燥其中气也。

(六) 甘草麻黄汤

仲景以甘草麻黄汤治里水,"里"字当是"皮"字,岂有里水而用麻黄之理?陈修园谓风水深入肌肉,非脏腑之表里,而未能直改"皮"字,未免有识无胆。凡皮水表虚有汗者,防己茯苓汤;若表实无汗有热者,越婢加术汤;无热者,则用甘草麻黄汤。

(七) 麻黄附子汤

寒中于里,水停于内,舍附子不能温化,但须察其脉沉用之。《伤寒论》治伤寒,脉浮用麻黄汤,脉沉用麻黄附子细辛汤;《金匮》治水气,脉浮用杏子汤,脉沉用麻黄附子汤。杏子汤即麻黄汤去桂枝,麻黄附子汤即麻黄附子细辛汤中去细辛也,组织相似。

(八) 黄汗

黄汗之病,与风水相似,但风水脉浮,而黄汗脉沉,风水恶风,而黄汗不恶风为异。其汗沾衣色黄如柏汁,则为黄汗之所独,盖风水为风气外,合水气,黄汗为水气内遏热气也。

(九) 枳实汤

仲景治水饮有枳术汤,元素治痞证有枳术丸,虽元素之方,从仲景化出,但仲景为水饮所作,用汤以荡涤之,元素为食积所作,用丸以消磨之,一汤一丸,各有深意,非漫无主张者也。能悟此,仲景之方,可以统治百病,可以化成千万。

(《中医指导录》1935年4月、5月)

水气病解

程次明

《金匮》水气病篇："寸口脉浮而迟,浮脉则热,迟脉则潜,热潜相搏,名曰沉。趺阳脉浮而数,浮脉即热,数脉即止,热止相搏,名曰伏。虚伏相搏,名曰水。沉则络脉虚,伏则小便难,虚难相搏,水走皮肤,即为水矣。"此节文理奥衍,不易明了。余参各家注释而汇讲之,解曰:寸口脉浮而迟,浮主热,乃又见迟,迟者热气潜藏于下也,既见浮脉之热,又见浮脉之潜,故曰热潜相搏,名曰沉,言热潜于下,沉而不举,是热沉于下,则阳虚于上,非沉脉之沉也。趺阳脉浮而数,浮主热,乃又见数,数者热气止而在下也,既见浮脉之热,又见数脉之止,故曰热止相搏,名曰伏,谓停止久伏,是热伏于下,故水道不通,非伏脉之伏也。从上而下者,不返而终沉,从下而上者,停止而久伏,则旋运之气,几乎熄矣,故曰沉伏相搏名曰水。水道不通于下,反乘上焦之虚而乱走,遂发水肿。治宜解伏热,则水道通,举沉阳,则上焦治,而津液化血,络脉不虚矣,此为虚难两治之法。末节云:"沉则络脉虚,伏则小便难,虚难相搏,水走皮肤,则为水矣。"此又是仲圣自加注脚,以解上文沉伏之义。盖言沉则元阳不能返于上焦,《内经》云,上焦如雾,布散津液,灌溉络脉。所谓脉者,血管也,津液奉心化血,然后灌溉血脉,水行气管中,血行脉管中,脉管充实,则气管窄细,自无容水之隙,脉管空虚,则气管放松,乃有容水窜走之路矣。伏则热伏下焦,《内经》云,下焦如渎,通利水道,以化气卫外,气化不宣,阳郁于下,则小便难,而水不下出,势必乱窜矣。总之虚者脉管虚也,脉管虚,而气管放松,则水有走窜之路;难者小便难也,小便难,而水无消路,则势必上行外出,而发水肿。故虚难相搏,水走皮肤,则为水肿,能知"虚难"二字之理,则思过半矣。

《内经》云:"诸湿肿满,皆属于脾。"脾者形如草鞋底,抱贴于胃下,助胃消化,内外膜膈上,所生之膏油,皆其物也。凡人饮水,皆从膜膈内走下膀胱；凡人津液，是膀胱水中之气化而上达，故津液从膜膈内上达喉舌。脾之膏油，即在膜膈间升津利水，以司其事。脾气伤而不升津则渴，脾气伤而不利水，则小便不利，水渍膏膜之间，则腹满，水渍外膜，则身体肿，于法当病水也。然受水者脾也，而化水者，责在三焦膜膈与夫太阳膀胱也。三焦化水而决渎通，小便自利，则腹中膏膜不积水，而自不满；太阳膀胱，化气上行则不渴，外达则汗出；周身外膜之水从汗泄，则不肿。然则其病在脾，而转机则在三焦，化气则在膀胱，故仲圣有"腰以下肿，当利小便；腰以上肿，当发汗""其人消渴，病水，腹大，小便不利，可下之"诸论，宜利、宜汗、宜下三法，在人用之得当。其治法，头绪纷繁，自有《金匮》可查，兹不备载，惟"可下"二字，是斩关夺隘之法，须斟酌其可而与之，非一味冒昧也。

近世西法，治水肿病，以器具手术放水，顿时见效，其法美则美矣，然不久复发，连放三次，形神尪羸，奄奄待毙矣，斯非务本之治。放水之后，虽有对证良方，亦莫能挽救，欲速不达，诚哉是言！乃治其标，而未治其本也。盖水肿病，经治愈后，必须善后有方，培脾助血，以充脉管之血，使气管不致放松，自无容水之隙。脾气振作，则决渎有权，水自通利，不致窜走泛滥，水肿之病自已矣。

（《神州国医学报》1934 年 11 月）

治诸肿腰以上当发汗，腰以下当利小便论

张永汉

夫病有属阴、属阳之分，属阳者病在表，当从其表而治之，属阴者病在里，当从其里而治之，使邪自外来而复从外出，由内起而复从内解也。今《金匮》云，腰以上肿当发汗，腰以下肿当利小便，而病乃愈，何则？夫腰以上为清阳之部，无形气液之所居，不能受有形之质液。若有形之水质，舍于其上，则必随人之气血，浮散于表，而行于阳分，证多见面目虚浮之上

肿。其必当发汗者,以其水在肌肉皮肤之间,不在脏腑胃肠之所,徒以淡渗之品,利下伤阴,非惟病不能去,益增其势之滔滔,故用辛温发汗,俾邪得从鬼门而出也。若夫腰以下,乃浊阴之际,有形质液之道路。设有形之水质据之,膀胱不能化气,经隧为之壅塞,又必随身体之气血,布漫于内,而行于阴分,证多见少腹胀大之下肿。其又当利小便者,以其水在脏腑肠胃之中,不在皮肉肌肤之内,徒以发散之药,开表耗阳,非独势不能减,愈助其泛滥之威,故宜化气利便之药,令邪从溲道关门而出也。夫治水肿之病,在上则升而散之,在下则降而逐之,此固不可误用者。至于利便而水不去,肿胀不退,宜提壶揭顶之法,上开肺气,发汗而水如故,不能涣然,复宜釜下添薪之道,下助真火,此即所谓下病治上,上病治下,不能固执一隅之见也。

《中医杂志》1922年6月

《金匮》论正水后结血分一条,黄汗后结气分一条,请各详其用意

李燡常

水得气乃化,惟《金匮》论正水后,不曰气分而曰血分,此盖因血不利乃成为水,故治血分不但以去水为主;汗本血之液,惟《金匮》论黄汗后,不曰血分而曰气分,此盖因气不通又必无汗,故治气分尤以发汗为先。仲师故恐人混以治水之法治血分,故特别水分以言血,又恐人不知以发汗之法治气分,故特继黄汗以言气也,试详言之。夫血乃中焦水谷之汁,注于肾脏而为精,复奉心化赤而为血,从胞中注于冲脉,故冲脉为十二经中之血海,男女皆有之,所谓水入于经而血乃成者。至血为寒气所凝,阳气不行,斯阴气转结,男子水精不化,则溺窍癃闭,女子血化为水,则经水不通。《金匮》以血分继正水而言,人皆以为由肾失主气之原,谓肾为胃关,关门不利,由是胃气衰,不能游溢精气以上输于脾,脾气衰,不能散布精液以上

归于肺,所以合诊寸口趺阳之脉者,职是故耳。不知正水之水,由三阴结,肾气不能上达,故腹大脐肿;血分之水,原胞脉闭,心气不得下通,故月事不来(《素问·评热病论》)。此固同其流,实异其源焉。且推言至其瘕不泻,经络不通,则有如《灵枢·水胀》篇论石水、石瘕之别,谓石瘕生于胞中,寒气客于子门,恶血当泻不泻,月事不以时下之说矣。据此以证血分一条,固为正水分别言之,并谓其统结上文诸有水而言,亦无不可也。若夫气分者,即气胀病,师曰大气一转,其气乃散。按大气即宗气,积于上焦,据《内经》谓"上焦开发,宣五谷味,熏肤充身泽毛,若雾露之溉,是谓气",其气与中、下二焦营卫之气相得,则内灌五脏,外濡腠理,腠理发泄,汗出溱溱。夫何至手足逆冷者,惟大气不转,其汗必为寒气所涩,则有如《经》所云"天热腠理开,则为汗;天寒腠理闭,气湿不行,水下流于膀胱,则为溺与气"矣(《灵枢·津液别论》)。据此以证气之"实则失气,虚则遗溺",其为汗不能自出而成气胀也明矣。恭读《医宗金鉴》,谓名曰气分之下,当有下条桂枝去芍药加麻黄附子细辛汤主之,亦因此汤温服当汗出,如虫行皮中即愈之说耳。盖汗之而后,膀胱之阳气得宣,斯膻中之宗气乃转,所以继黄汗用桂枝加黄芪汤而言者,盖一以黄汗之汗,在泄其湿郁,使热气不为水所遏,一以气分之汗,在温其荣卫,使寒气不为水所乘,此固可对而观焉。且气分又该寸口趺阳之脉言之,即谓与血分寒水相搏一条,实并互而勘焉,亦无不可也。总而论之,血气皆喜温而恶寒,寒则涩不能流,温则消而去之。故治血分,虽去水,其经未必下,知不徒以洁净腑为能;治气分,非汗出其气不能通,知必先以开鬼门为法。言各有当方以类从,此中隐示人以调经之大旨焉。彼徐忠可徒,以为正水由肾受邪,发于下焦,下焦血为主用,故论正水而因及经血不通;黄汗由心受邪,发于上焦,上焦气为主用,故因黄汗而推及大气不转。此仍肤浅之论,尚未深思其治法也夫。

(《中医杂志(广东)》1926年9月)

《金匮》论正水后结血分一条，黄汗后结气分一条，请各详其用意

陈惠言

仲圣书有借宾定主之文法，有穷极归根之治法，能晓其文法而治法可瞭然矣。如《金匮》水气篇，论正水复而结以血分，论黄汗后结以气分。徐氏忠可曰："正水由肾受邪，发于下焦，下焦血为主用，故论正水而因及于经血不通；黄汗由心受邪，发于上焦，上焦气为主用，故论黄汗而推及于大气不转。"其说似矣，蒙以为未尽得仲景之心法也。夫正水气病也，而特结之以血分，示人以气病极而及于血，是气病者为其常，而血病者为其偶也；黄汗血病也，而特结之以气分，示人以血瘀由于气弱，是在血分者为病之标，在气分者为病之本也。试申言之，曷言乎正水之为气病也？《经》曰"卫气出于下焦"，又曰"膀胱者，州都之官，津液藏焉，气化能出"，盖肾主水，然水必与火而相济。西法以火煎水，而取其轻气，物质如是，人身亦然，故人心属火，鼻中吸入之天阳亦属火，西说言气从鼻入，由气管入肺，历心系循背脊以下入肾系，又从肾系达膜网以至于脐下胞中，人身藉此天之气，并小肠吸引心火之气，以蒸动膀胱之水，化而为气。膀胱之水，既化为气，则透出膀胱入胞中，上循脐旁气冲上膈，入肺而还出于口鼻。上出之气著于漆石，则成为露珠；在口舌脏腑之中，则为津液；又外出于皮毛以熏肤润肌而为汗，如是则何水病之有？惟气不举而水乃留滞膜网，留滞既久，不能下行，势不得不外见于肢体，此水病所由成也。故曰正水其脉沉迟，言气虚而脉不举也；曰外证自喘，言气虚而不能归根也。是正水为气病，固可不烦言而解矣。然气起于关元，气海之间，与胞宫血海，只隔一膜，牵连而及，自是易易，此仲景论正水，固不得不及乎血分欤！曷言乎黄汗之为血病也？《经》曰"中焦受气，取汁变化而赤，是为血"，又曰"夺血者无汗，夺汗者无血"，西说言饮入于胃，胃之四面皆有微丝血管，将水吸出以散走于连网，而脾中之膏油，将水变化而融液之，以通于

心,得肺气吹之而变为紫气而成血。黄汗者,水郁于中焦,既不能奉心而为血,遂不得不并脾之膏油而外出于皮肤。故曰黄汗其脉沉迟,言血之不运也;曰胸满,言脾之不能健运也;曰久不愈必致痈脓,言新血不生,旧血将积而为瘀也。下又云"汗出已,反发热,久久其身必甲错",证以大黄䗪虫证之。肌肤甲错,固可决其血病也矣。然黄汗之病,由于血之不生,由于水之不行,水之不行,由于气之不振,故穷极归根,不得不归本于气分。斯二者固可细绎文法,而得其精义焉。本篇论水病云,寸口脉沉而迟,寸口脉沉而数,言上焦膻中之宗气病不能通调水路也,趺阳脉伏,趺阳脉微而弦,言中焦水谷之悍气病而不能运行水谷也,下则详言血分;其论黄汗云,寸口脉迟而涩,迟则为寒,涩为血不足,下则详言气分。盖以正水为气病,黄汗为血病,人所易知,固可不赘;惟水病而牵涉乎血分,黄汗而归本于气分,人未尽喻,故不得不委曲详尽如是也。且更可即方药而推论,仲景治水病,脉沉者用麻黄附子汤,脉浮者用杏子汤,麻黄散寒水以利气,附子温火原以益气,杏子疏水原以顺气,皆气分之治也;其治黄汗也,一用芪芍桂酒汤,一用黄芪桂枝汤,芍药苦寒而去旧血,桂枝辛温而致新血,苦酒酸温而敛逆,桂枝汤为调和营卫之通剂,而概以黄芪之大气包举者,从脾中之膏油而疏达之,此其意可深长思矣。人能即宾主轻重之闲以读仲景书,庶几其有当乎?

(《中医杂志(广东)》1928年11月)

仲景于论正水后结出一血分,于论黄汗后结出一气分,其意何在

孙景渊

正水由肾受邪,肾气动,必先注于膀胱经,曰膀胱者,州都之官,津液藏焉,气化则能出矣,似正水之后,当以气分结之也。黄汗由心受邪,《经》曰苦生心,心生血,似黄汗之后,当以血分结之也。仲景独于论正水后,结出一血分,于论黄汗后,结出一气分,其意果何在哉?徐忠可曰:"正水由

肾受邪,发于下焦,下焦血为主用,故论正水而因及于经血不通;黄汗由心受邪,发于上焦,上焦气为主用,故因黄汗而推及于大气不转。"吾尝反复研究,觉徐氏之说,尚拘于部位之粗迹,未足窥仲景之精意,请试言之。夫肾为水脏,专司水道而通于膀胱,膀胱之外,即为血室。肾病而连及血分,固其宜也,独是肾之于血,不因部位之逼近,而因气化之作用。《经》曰:"谷入于胃,脉道乃行;水入于经,其血乃成。"细绎经文,是血虽为饮食所化之汁,上行入于心管,化为血以散为众脉。其实血者离象,阳中含阴,必水交于火,始化为血。惟此水生于肾中,入于胞室,是为天癸,水循冲任上行,入胃则津液充足,濡化谷食,谷化为汁,其中仍有天癸之水气在也。此汁上入于心,是为水交于火,得心火化之,变为赤血,散走内外,循环无端,而其总统,则又在任脉。既化为血,即循任脉而下入于胞中,与肾气天癸之水合,男子化精,女子经水,胥由于是。倘肾病而不能司水,则肾中真一之水,反从后天之水,泛溢于肢体,而为肿为胀,故肾中之相火,因之而衰,而少阳脉卑,肾中之真水因之而虚,而少阴脉细,男子则水精不化,小便不利矣,女子则血化为水,经水不通矣。何非肾经受邪之所致哉?正水后结一血分之意,可恍然矣。夫黄汗之病,以汗出入水中浴,水从汗孔入得之。汗为心之液,心脏之外为膻中,宗气存焉。心病而累及气分,亦其宜也,而不知心之累气,亦不仅同居上焦为然也。盖人心主火,人鼻气吸入之气,乃天阳也,循管入肺,历心系循背脊以下入肾系,又从肾系达连网以至于脐下。推究其理,则知吸入者是天阳,属火也,历心系则引心火而并下入脐中,即气海也。凡人吸入之天阳合人心火,下至胞中,则蒸动膀胱之水而为气,既化为气,则透出膀胱入于胞中,上循脐旁气冲,上膈入肺而还出于口鼻,故上出之气著物则成露珠,是其验也。倘心已受邪,则离火不克下降,无以熏蒸胞中,大气几至不转,故阳气不通即身冷,阴气不通即骨疼,恶寒不仁诸证所由作也。仲景于黄汗结出气分之意,其在斯乎?观夫仲景治黄汗用桂枝加黄芪汤,以桂枝为君取其化气,治正水用越婢加术汤或甘草麻黄汤,皆以麻黄为君取其入营,则血分、气分之分,不更晓然乎?独是治正水之二方,《经》言治里水,而无治正水明文,陈修园则补以消水圣愈汤，治气分则用桂甘姜枣麻辛附子汤，血分又有论无方，徐洄溪则取用调荣饮，临证者又不可不博采群书，以应诸病之变也。

（《医学杂志》1922年6月）

《金匮》杏子汤考

潘柏辰

我读《千金》，在产后虚损栏内，瞧见杏仁汤："杏仁、橘皮、白前、人参各三两，苏子、半夏各一升，桂枝四两，生姜十两，麦门冬二两。上九味，㕮咀，以水一斗二升，煮取三升半，去滓，分五服。"《千金》作者表它治产后气虚。所谓气虚，是什么病状？几令人摸不着头绪！幸亏张路玉氏在他的《千金衍义》中，说过这么句话："浮肿喘乏，总属气虚。"我于是乃知道这气虚是一种水病，杏仁汤利气，即所以利水的。

我本着这个意思却想起《金匮》上不是有一节提到杏子汤么？那一节是："水之为病，其脉沉小，属少阴。浮者为风，无水虚胀为气。水，发其汗即已。脉沉者，宜麻黄附子甘草汤；浮者，宜杏子汤。"这杏子汤早经不存《金匮》中，有人说是麻黄杏仁甘草石膏汤，有人说是麻黄杏仁薏苡甘草汤，哪晓得这杏子汤，即《千金》杏仁汤呢？古人称桃仁为桃核（如桃核承气汤），称杏仁为杏子（桂枝加厚朴杏子汤），本是件寻常事，值不得我们加以考证的。我于是知道《千金》上气虚一语，就是《金匮》上无水虚胀为气一语，变易其词。

只有一层，《金匮》上水之为病这一节，包含三个方证，粗浅底读去，似不甚了解！最好权把它分两段说：其一为，水之为病，其脉沉小属少阴，发其汗即已，宜麻黄附子甘草汤；其二为，浮者为风（宜越婢汤），无水虚胀为气，宜杏子汤。不过为风句，不甚完全，又其下觉得脱去"宜越婢汤"一句。风与气本来代表两个病候，风是风水，气是气虚，其脉皆浮，这都是事实上可考证的，试表列于下：

水病	脉浮	风——(风水)——越婢汤
		气——(气虚)——杏子汤
	脉沉	少阴病——麻黄附子甘草汤

可见越婢汤,治风水,杏子汤,治气虚,同系脉浮;惟有麻黄附子甘草汤,系少阴病,其脉沉,是比较而出的。麻黄附子甘草汤,与越婢汤,说它们能治水病,有脉浮、脉沉的辨别都不生问题,只有杏子汤《金匮》上既经不存,现在我虽从《千金》上寻出,还怕有些同志们不肯承认哩。

那么,可让我把《千金》杏仁汤再研究一回看!杏仁汤所组织的药品,不外咳喘呕哕用的药品,我记得《千金》上有这么句话:"夫久咳为水。"水,即水病也,亦作水。可是杏仁汤所治之水病,本来自久咳,故其方剂组织,用杏仁饮子,合小半夏汤,加桂枝、人参、麦门冬,以期完成其治咳的效用。

杏仁饮子(杏仁、紫苏子、橘皮、茈胡)在《千金》上说它治暴热嗽,不言咳,但言嗽,是显示病者多痰水的意义。杏仁多油,主利胸间痰水。紫苏子亦多油,自然能辅助杏仁之不逮,又其气味辛温兼有疏散作用,若专注意疏散者,恒舍子取茎叶,这是从考征上得来的。橘皮治胸痹停痰,茈胡主胸胁苦满。可是杏仁、紫苏子、橘皮、茈胡四物,同有疏利痰水的作用,表它能治嗽是不会错的!表它能治暴热嗽,那就不能令人无疑问了!何以呢?半夏茯苓汤方下有云:"病变客热烦渴口生疮者,去橘皮、细辛,加前胡、知母各十二铢。"是橘皮不利于暴热也可知。又《别录》表紫苏子下气除寒,温中,是紫苏子,亦不利于暴热也可知。惟茈胡一物,《别录》表它除伤寒,心下烦热,诸痰热结实,合到治暴热的话,若把茈胡,易以白前,因为《别录》表白前主胸胁逆气,与茈胡主胸胁苦满,有同等作用,而白前气味甘微温,用到它以治暴热的话,就完全取消了。杏仁汤采用杏仁饮子,却以白前代茈胡,也许就是这个意思。

小半夏汤(半夏、生姜)在《金匮》上说:"诸呕吐,谷不得下者,小半夏汤主之。"我尝遇病者单独干呕,方剂里有了生姜组织,便可算了。若见真正显著的呕吐,似非用半夏合生姜不可。因为《千金》方后常云"呕者加半夏",又云"气逆加半夏",可见半夏合生姜,治真正显著的呕吐,自有它的道理。不过说到气逆加半夏的话,病人诉说自己感觉下腹有冷水,向心窝里顶撞就是上冲之候,还须配合桂枝。又《本经》表半夏主心下坚,小半夏汤证谷不得下,也许是这心下痞坚作祟,有时还需要人参,因为《本经》表人参通血脉,破坚积,故人参合半夏,有令病人纳谷之说。我想谷不得下,由是心下痞坚,固然是不会错的!只怕同时也有神经上发生变化,《本经》表人参安精神,定魂魄,止惊悸,断不是望空说的,小半夏汤加人参,也许是胃神经受了影响。如果系胃神经受了影响,必由胃中津液损失过多,还有加麦门冬的机会,《本经》表麦门冬主心腹结气,伤中伤饱,胃络脉绝,羸瘦短气,《别录》表麦门冬主虚劳客热,口干燥渴,止呕吐,愈痿癖,可是麦门冬因呕吐过剧,胃液损失,影响及神经,用它最合宜的,所以《别录》更缀上几句说"调中保神,定肺气,安五脏",其义不难推测而知呢。

照这样说来,《千金》杏仁汤可以说它治"上冲,胸胁苦满,咳嗽,喜呕吐,心下痞硬"者,我尝用它应付重伤风(流行性感冒)的病者,咳嗽声嘶,往往有效,足征杏仁汤,以治咳为主作用,治痰乃其副作用也。

(《国医公报》1935年7月)

《金匮》枳术汤及气分水饮之研究

陆以梧

枳术汤在《金匮》原文,非常简单,只曰:"心下坚大如盘,边如旋盘,水饮所作,枳术汤主之。"再转读本条之前条,则曰:"气分,心下坚大如盘,边如旋盘,桂甘姜枣麻辛附子汤主之。"同一坚大如盘,边如旋盘,而一则多一句气分,一则多一句水饮所作,而用药则各异,如是则有研讨之必要,否则,读其书而无补也。

考前人之论注,则曰因有气分、水分之分,所以用药有不同耳。如尤怡曰:"言水饮所作者,所以别于气分也。气无形,以辛甘散之;水有形,以苦泄之。"观此亦不能明其所以然。究竟气分之与水分,有何种不同之见证?此则在《金匮》亦无明文可稽。兹姑以己意而推测之,试观其始条文字云:"师曰:寸口脉迟而涩,迟则为寒,涩为血不足。趺阳脉微而迟,微则为气,迟则为寒,寒气不足,即手足逆冷,手足逆冷,则荣卫不利,荣卫不利,则腹满肠鸣相逐,气转膀胱,荣卫俱劳。阳气不通则身冷,阴气不通即骨疼。阳前通则恶寒,阴前通则骨痹不仁。阴阳相得,其气乃行,大气一转,其气乃散。实则失气,虚则遗溺,名曰气分。"按此段文气甚晦,专以阴阳荣卫为本,而见证反不详明,所谓弃实从虚矣。故前段之十数句,姑置勿论,而专以末后之"实则失气,虚则遗溺,名曰气分"三句来推测,则可知气分一条,必兼有衰弱性(虚)[然句中既有实则失气之"实"字,何以可言虚?要知此实系指消化器失常而所发生之气体(瓦斯)而言,所以曰实则失气耳,与呼吸器病之衰弱性者当不为矛盾,因此实,乃指局所而言,虚乃指全身而言也]。

呼吸器病,肺及支气管病。因《素问·咳论》有"小肠咳状,咳而失气;膀胱咳状,咳而遗溺"之语,虽不明言虚实,要亦为呼吸器病所有之见证,而桂甘姜枣麻辛附子汤,正为呼吸器病方也。古人以肺属气,咳喘等证皆为肺病,所以加上"气分"二字。《金匮》中虽无明文,吾等亦可推想而知矣。

再论后一条之所谓水饮,乃单纯性之肠胃病,而属于非衰弱性者,所以用枳术汤以治之。但此气分与非气分二证,必俱有水饮停留之患,故皆有"心下坚大如盘,边如旋盘",二句心下当是胃脏及肋膜、腹膜等部分,水分潴留在内故耳。本条之所谓水饮所作者,乃只见心下坚大之病证,而无别种微象(呼吸器病状),所以不曰气分,而曰水饮。治法仅以枳实、白术二味,考枳实之功用,在《名医别录》内云"除胸胁痰结,逐停水,破结实,消胀满,心下急痞痛,逆气胁风痛,安胃气,止溏泄,明目",则知其能破气消积痞,化痰利胸膈,可用作祛痰、利尿、消化药;白术之功用,在《名医别录》内云"主大风在身,面风,眩头痛,目泪出,消痰水,逐皮肤间风水,结肿,除心下急满,霍乱,吐下不止,利腰脐间津液,暖胃消谷,嗜食",故知其亦能利尿、健胃、助消化也。综此则本汤之功用,在利尿去水饮,健胃助消化,乃一普通胃肠病之方,而枳术汤重心,惟在肠壁之吸收障碍,而致水分停留,其他并无重大之病征。因《金匮》之论本汤证是在水气病篇中,所以凡涉及水饮者,无论其或微或甚,偶有发见,则归入之,否则枳实、白术,焉能治重笃之证哉?!

(《文医半月刊》1937年3月)

仲景正水病脉云,沉则络脉虚,伏则小便难。究竟虚难二字理何在,试说明之

陈代和

仲景论正水病脉云:"沉则络脉虚,伏则小便难。"合上下文观察之,则沉伏之义了如指掌,正虚难之理昭然若揭矣。其寸口脉浮而迟,浮脉则为阳盛而上热,迟脉则为阴盛而下潜,上热与下潜相搏,是阴气不升,其名曰沉。趺阳脉浮而数,浮脉则为阴虚而上热,数脉则为阳盛而上止,上热与上止相搏,是阳气不降,其名曰伏。阴之下沉与阳之上伏相搏,则阴中无阳,而水不化气,其名曰水。阴升于上是谓清阳,水升而化阳气,故脉络充满,阴脉沉而不升,则脉络虚,是谓浊阴,气降而化清水,故小便通利,阳脉伏而不降,则小便难。仲景所论虚难之理,已在言中,奈何徐忠可强为解释,谓阳气沉而在下则络脉虚,真气止而在下,气有余即是火,火热甚则小便难。徐氏一倡是说,而后人附和之,如陈元犀则谓潜而不返,则气不外濡,而络脉虚,止而不上,则气聚为火,而小便难;唐容川则谓沉则元阳不能返于上焦,脉管虚而气管放松,伏则热伏下焦,小便难而水不下出。三子皆主小便难由于下焦火热,此理不通。《内经》云下焦如渎,渎者沟渎之谓,乃泄水之道路,果有烈日以曝之,何有积潦之虞耶? 不知水病源于下寒,今阳气伏止于上而不下交,阴气沉潜于下而不上交,则水寒不能化气,而水道瘀塞,络脉空虚,积水无下泄之路,盛满莫容,则避实而走虚,游溢于经络,浸淫于皮肤,必然之势也。更

观陈修园用消水圣愈汤,以天雄温肾中之阳,牡桂暖下元之火,则非下焦火热,尤属显明者矣。

论解沉伏之义,独出手眼,辨驳诸家之说,尤征心得,有研究、有关系之作也(圣征)。

(《医学杂志》1923 年 10 月)

【编者按】

《金匮》水气、痰饮二篇条文最为繁复,仲景将其分列二门。痰饮病有四饮五水,曰痰饮、悬饮、溢饮、支饮及水在五脏,然总以四饮为正名。水气病有四水黄汗,有五脏水,有水分、气分、血分等,对水气病的临床表现分类以及治法有了非常全面具体的论述,为后世医家对本病证治的研究奠定了基础。

"风水,其脉自浮,外证骨节疼痛,恶风","皮水,其脉亦浮,外证胕肿,按之没指,不恶风,其腹如鼓,不渴",风水、皮水二者脉浮,皆有表证,故治当发汗,仲景所谓"腰以上肿,当发汗乃愈"是也。风水相搏,郁而化热,症见"风水恶风,一身悉肿,脉浮不渴,续自汗出,无大热",用越婢汤解表清热,发散水气;若风水入里化热,水湿内盛,症见一身面目黄肿、脉沉、小便不利,则用越婢加术汤发汗健脾利水,兼清郁热;若卫表气虚,脉浮身重,汗出恶风,用防己黄芪汤益气固表,健脾利水;若肺气不宣,水湿在表,症见头面浮肿、咳嗽,则用杏子汤或甘草麻黄汤发汗宣肺散水。皮水属阳虚水饮内停者,症见"四肢肿,水气在皮肤中,四肢聂聂动",用防己茯苓汤通阳化气,利水消肿;若水湿内停,里有瘀热,小便不利且痛,兼见水肿,则用蒲灰散清热利湿,祛瘀通淋。

"正水,其脉沉迟,外证自喘","石水,其脉自沉,外证腹满不喘"。正水、石水二者脉沉,皆为里证,故治当利小便,仲景所谓"腰以下肿,当利小便",而篇中于正水、石水未出方药。正水阳虚水泛,症见水肿、畏寒、腰痛、脉沉,用麻黄附子汤温阳利水发汗。

黄汗与历节其本一也,故曰"黄汗之病,两胫自冷,假令发热,此属历节",是黄汗为病证,历节为病名,而二证之辨诊处,在黄汗、身冷、骨节痛、发热四者。后世宗《诸病源候论》"此由脾胃有热,汗出而入水中浴,若水入汗孔中,得成黄汗也"之说,皆以为黄汗为湿热内盛,复伤冷水,然芪芍桂酒汤调和营卫,未尝顾及湿热,且酒能助湿,而桂枝加黄芪汤,即血痹黄芪桂枝五物汤,亦以温法为主,岂有以温治温之法乎?是黄汗为湿热之说姑存疑义。

水饮病属气分,而辛温发散之药,亦多数气分药,因此水气病之属气分者,多属阳气虚衰,故仲景提出"阴阳相得,其气乃行,大气一转,其气乃散"的治则。若阳虚寒凝,寒水互结,症见心下坚、大如盘、边如旋杯、喘满肿胀、手足逆冷,方用桂枝去芍药加麻辛附子汤温阳散寒,祛除水饮;若脾虚气滞,水气互结,则用枳术汤理气健脾,化饮除湿。

而水分、血分之名,仲景言:"经水前断,后病水,名曰血分,此病难治;先病水,后经水断,名曰水分,此病易治。"虽然此言月事,而对臌胀、水肿等病,亦有指导意义。若臌胀后期水瘀互结,因瘀致水者,即"血不利则为水"者,此属病情复杂,病程长,病位深,病势重,故曰难治。

黄疸病脉证并治第十五

【原文】

（1）寸口脉浮而缓，浮则为风，缓则为痹。痹非中风。四肢苦烦，脾色必黄，瘀热以行。

（2）趺阳脉紧而数，数则为热，热则消谷，紧则为寒，食即为满。尺脉浮为伤肾，趺阳脉紧为伤脾。风寒相搏，食谷即眩，谷气不消，胃中苦浊，浊气下流，小便不通，阴被其寒，热流膀胱，身体尽黄，名曰谷疸。

额上黑，微汗出，手足中热，薄暮即发，膀胱急，小便自利，名曰女劳疸，腹如水状不治。

心中懊侬而热，不能食，时欲吐，名曰酒疸。

（3）阳明病，脉迟者，食难用饱，饱则发烦头眩，小便必难，此欲作谷疸。虽下之，腹满如故，所以然者，脉迟故也。

（4）夫病酒黄疸，必小便不利，其候心中热，足下热，是其证也。

（5）酒黄疸者，或无热，靖言，小腹满欲吐，鼻燥，其脉浮者，先吐之；沉弦者，先下之。

（6）酒疸，心中热，欲呕者，吐之愈。

（7）酒疸下之，久久为黑疸，目青面黑，心中如啖蒜齑状，大便正黑，皮肤爪之不仁，其脉浮弱，虽黑微黄，故知之。

（8）师曰：病黄疸，发热烦喘，胸满口燥者，以病发时，火劫其汗，两热所得。然黄家所得，从湿得之。一身尽发热而黄，肚热，热在里，当下之。

（9）脉沉，渴欲饮水，小便不利者，皆发黄。

（10）腹满，舌痿黄，燥不得睡，属黄家(舌痿疑作身痿)。

（11）黄疸之病，当以十八日为期，治之十日以上瘥，反极为难治。

（12）疸而渴者，其疸难治；疸而不渴者，其疸可治。发于阴部，其人必呕；阳部，其人振寒而发热也。

（13）谷疸之为病，寒热不食，食即头眩，心胸不安，久久发黄，为谷疸，茵陈蒿汤主之。

茵陈蒿汤方

茵陈蒿六两　栀子十四枚　大黄二两

上三味，以水一斗，先煮茵陈减六升，内二味，煮取三升，去滓，分温三服。小便当利，尿如皂角汁状，色正赤，一宿腹减，黄从小便去也。

（14）黄家，日晡所发热而反恶寒，此为女劳得之；膀胱急，少腹满，身尽黄，额上黑，足下热，因作黑疸。其腹胀如水状，大便必黑，时溏，此女劳之病，非水也。腹满者难治。消石矾石散主之。

消石矾石散方

消石　矾石烧,等分

上二味，为散，以大麦粥汁和服方寸匕，日三服。病随大小便去，小便正黄，大便正黑，是候也。

（15）酒黄疸，心中懊憹，或热痛，栀子大黄汤主之。

栀子大黄汤方

栀子十四枚　大黄一两　枳实五枚　豉一升

上四味，以水六升，煮取二升，分温三服。

（16）诸病黄家，但利其小便。假令脉浮，当以汗解之，宜桂枝加黄芪汤主之(方见水气病中)。

（17）诸黄，猪膏发煎主之。

猪膏发煎方

猪膏半斤　乱发如鸡子大,三枚

上二味，和膏中煎之，发消药成，分再服。病从小便出。

（18）黄疸病，茵陈五苓散主之(一本云：茵陈汤及五苓散并主之)。

茵陈五苓散方

茵陈蒿末十分　五苓散五分(方见痰饮中)

上二物和,先食饮方寸匕,日三服。

(19)黄疸腹满,小便不利而赤,自汗出,此为表和里实,当下之,宜大黄消石汤。

大黄消石汤方

大黄　黄柏　消石各四两　栀子十五枚

上四味,以水六升,煮取二升,去滓内消,更煮取一升,顿服。

(20)黄疸病,小便色不变,欲自利,腹满而喘,不可除热,热除必哕。哕者,小半夏汤主之(方见痰饮中)。

(21)诸黄,腹痛而呕者,宜柴胡汤(必小柴胡汤,方见呕吐中)。

(22)男子黄,小便自利,当与虚劳小建中汤(方见虚劳中)。

附　方

瓜蒂汤　治诸黄(方见暍病中)。

《千金》麻黄醇酒汤　治黄疸。

麻黄三两

上一味,以美清酒五升,煮取二升半,顿服尽。冬月用酒,春月用水煮之。

金匮杂记

秦伯未著述　秦又安校订

黄疸病脉证治第十五

(一) 瘀热以行

黄为湿热壅滞于脾,而胆汁混入血液泄于皮肤之候,非湿热自能化黄也,故其病多归于血分,仲景瘀热以行之"瘀"字,想见其格致之精。观茵陈汤、硝石、栀子、猪膏,正治黄之方,皆治血分,惟五苓、小半夏治气分,乃其变也。今人但知湿热之为黄,有如盦窨①,而不辨属血属气,陋极!

(二) 阴被其寒热流膀胱

唐容川曰:阴被其寒,是言太阴脾受寒生湿,总承上文脉紧,为伤脾谷气不消而言,总见脾寒生湿也。热流膀胱,是言阳明胃热,总承胃中苦浊,小便不通而言,总见胃热陷于湿中也。旧注解阴为阴脏,热为邪热,与上文不相承接,义遂不明。

(三) 女劳疸

吾言黄病属血分。女劳疸之来,非仅如《肘后》所称交接入水所致,当从容川欲火结于胞宫血海之说,故曰腹如水状,言如水实非水,少腹血室中胀满也。血室有瘀热胀满,则胱膀受逼窄而急,故虽急而小便自利,与蓄血证小便自利,同一例也。手足心属血分,薄暮即发热,与热入血室夜则谵语,又同一例也。阴虚不能敛阳,瘀热发则微汗,胞室瘀热上应心部,则额上黑,总见女劳疸在胞宫血分之中也。

(四) 酒疸下之久久为黑疸

仲景言酒疸久为黑疸,女劳疸亦云作黑疸,酒疸大便正黑,女劳疸亦云大便必黑,酒疸足下热,女劳疸亦云足下热。盖酒入于胃,味厚归血,瘀血入大便则化黑色,瘀血在经络壅热则为足下热,故与女劳疸相同。惟酒疸以心中热、小便不利为别,女劳疸以膀胱急、小便自利为别,以一在胃,一在胞宫也。治法率当准此,各有所属。

(五) 茵陈蒿汤

茵陈蒿汤之用,所以使湿热之邪,屈曲下行,悉从二便而解,其方以茵陈为主。后世遂目茵陈为黄疸之专药,不知其推陈致新,功在泄太阴、阳明之湿热,凡伤寒、时疫、风湿、狂热等证之秽浊停蓄者,皆可以此逐之,胜于茯苓、泽泻多多。

(六) 硝石矾石散

硝石矾石散治女劳疸,藉硝石消逐其瘀热,矾石除痼热在骨髓,盖清肾

---

① 盦窨(ān yìn):盦,有盖子的器皿;窨,地下室。

与膀胱脏腑之热,并建消瘀除浊之功。极妙可法,余所深信,乃屡经试用。而沪地各肆,均无其药,坐使良方,等于虚设,惜哉!

(七)热除必哕

黄疸病,小便色不变,欲自利,腹满而喘,不可除热,热除必哕。赵以德指为湿饮积而热未盛,近是。然疸病之成,不尽由于湿热,此直寒湿之阴黄也,非特不可除热,正宜附子、干姜以温之。仲景治哕,辄用小半夏汤,余意绝非小半夏汤能平,仅示人以温中散逆去湿之一端而已。

(八)男子黄小便自利

男子黄,小便自利,虚劳小建中汤主之。读者均误为黄疸之变法,要知此……(编者注:下文缺失)

(《中医指导录》1935 年 5 月)

《金匮》黄疸病篇书后

周岐隐

《金匮》黄疸病篇凡十方,半夏、柴胡、建中,皆非黄疸正治之法,所谓应变之剂也;其余七方,则或祛邪出表,或引邪从大小便以去,合之《伤寒论》之栀子蘖皮汤、麻黄连翘赤小豆汤,皆为黄疸之正治,仲景心法之所在也。世之论黄疸者,皆以脾胃湿热为主,而西医则侈言胆汁。近贤张锡纯氏,方且沟通中西,创为新论(见《衷中参西录》),然吾尝细绎仲景原文,则以为张氏犹未尽仲景引而不发之旨也。夫黄疸一证,内伤外感,不可相提并论,前贤固备言之矣。麻黄连翘赤小豆汤、桂枝加黄芪汤,以及附方之麻黄醇酒汤,治邪热怫郁肌表而发黄,此风温外感之病,可渍形以为汗而解之者也。至于内伤之病,则全篇关键,尽在脾胃二脏、脾肾二脏,脾合于胃,肾合膀胱,所谓胃中苦浊,浊气下流,膀胱急,小便不利者,此兼其所合之腑言之也。谷疸酒疸,脾受其热,女劳黑疸,肾受其邪,此原其致病之因言之也。尺脉浮为伤肾,趺阳脉紧为伤脾者,此对举脉象而言之者也。热在脾胃,身黄如橘子色,邪热入肾，额上黑，大便黑，久久为黑瘅，此别其所见之色而言之也。形而上之，则为口之渴不渴，形而下之，则为小便之利不利，虽未明明指出脾、肾，而于脾与胃、肾与膀胱之间，实三注意焉。夫三焦统属于命门，命门在两肾之间，而西医以剖验所得，知肾为漉尿之器，肾脏发炎，则小便黄赤，倘壅闭不通，而由命门以泛滥于三焦，浸渍于肌腠，则亦将发为黄色，似未必统由于胆汁也。且肾为二便之关，而治内伤之黄瘅，苟非大虚大寒宜温补者，无不通利大小便以竭其邪，征之理想则如彼，按之治验则如此，可知仲景并重脾、肾，实有深意，而区区以脾胃湿热立论，实犹浅乎言之耳。至于胆汁发黄之理，我国古医书，《千金》《外台》，并有专效方治，前贤喻嘉言、林羲桐辈，皆有切实发挥，固非西医独得之秘。仲景虽未明言，其于硝石矾石散制方之义，阅张锡纯之言论，亦不难体会而得之也。

（《医界春秋》1933 年 5 月）

《金匮》治黄四大法

周其华

治疗黄疸，厥法极多，最繁者，莫如《圣济总录》，载三十六黄，方论详明，治法备具，其次《千金》《外台》《病源》诸书。对于黄证，搜集古方，洋洋乎数万字，判辨精细，罗列丰富，惟支派繁多，毫厘之殊，治法即异，其惑人也滋甚，读之令人茫无头绪，以之为参考书则可，以之为治黄之准绳则不可。又如程国彭之《医学心悟》、蒋仲芳之《医宗说约》、钱缙甫之《知医捷径》等，初学之楷梯说法也，所论诸黄及其治法，又嫌其语焉不详，以之备医学常识则可，以为学医之门径则不可。他如朱丹溪治黄专主用木通，费伯雄治黄不遗茵陈，是实各鸣一得，未足当美备之誉也。古来惟《金匮要略》黄疸病篇，分晰既精，无偏无倚，足为治黄之极则，论共二十一条，出方凡九，细究其法，则仅四。

兹就其四法言之，《金匮》曰："脉沉，渴欲饮水，小便不利，皆发黄。"据此，足征黄疸之病理，责在小便明矣。夫小便乃人身天然排泄之废物，小便利则膀胱中之尿素及酸素，从尿道排泄而出，自无发黄之患。若小便不利，则排泄物（指尿素与酸素）蓄于膀胱，上下不交，必又致渴欲饮水，水不下输，肾精不得上奉，上停下蓄，漫无出路，于是阻滞而成水饮，势必致酝酿成炎，为瘀为热，互相轇轕①，互相郁遏蒸发，如罨酱然，理至近矣。《金匮》治法，能勘破病理，故以导湿热为主，而以茵陈蒿汤主之，茵陈主利水，为湿热熏蒸之要药，栀子清胃脘之热，能降火从小便中泄，大黄涤荡肠胃之瘀热，瘀热去而膀胱中之尿素及酸素，自有排泄之路，则黄自退矣。

然此乃单纯黄疸疗法也。而有风邪侵表，不即发散，郁遏既久，身必发黄，脉浮者，宜以汗解之，汗解之法，《金匮》以桂枝黄芪汤主之，以桂枝汤发散外邪，外邪去则汗自能出，又恐汗出表虚，与过汗之患，故协以黄芪助表，表和则营卫通利，黄自去矣。

然此又外感致黄之治法也。其有因饮酒内伤而致黄，《金鉴》曰："酒体湿而性热，过饮之人，必生湿热而致疸病。"《金匮》曰："酒疸，心中热欲吐者，吐之愈。"则可知其为如瓜蒂汤等涌吐之方也。

其有里实腹满自汗出，有阳明燥实之象，必见烦渴脉滑，此宜下也，《金匮》以大黄硝石汤主之。考此方，皆祛湿热之药，前贤李彣谓用栀子清上焦湿热，大黄泻中焦湿热，黄柏清下焦湿热，硝石则于苦寒泻热之中，而有燥烈发黄之意，使药力无所不至，而湿热消散；予则谓此特茵陈蒿之变法，前重前阴，故主利便，此重后阴，故以大黄为要，不用茵陈者，以前后无同下之理也。

更有谷疸、女劳疸脉证治法，亦多载于《金匮要略》，不外清热化湿，各视其侧重而治之。以上乃《金匮》治黄之四大法也，以视主木通、主茵陈之偏执者，不有天渊之别耶？医者苟能潜心研究，再参考《圣济总录》《千金》《外台》诸书，茹各家之长，吐各家之短，握四大法而活用之，则黄疸病何惧其不治？或分黄为阴阳，以为阴用辛热温阳，阳用寒凉渗利，即足包括一切，四法何为？不知诸疸之中，都有阴阳可分，都可由阳变阴之可能，《金匮》所论起首

---

① 轇轕（jiāo gé）：纵横交错。

之常法,故鲜用大温大热。若果如俗所谓黄疸变黑疸时,参、芪、桂、附其可舍乎?

(《医界春秋》1933年2月)

论仲景之阴黄治法

王一仁[①]

黄疸为病,不只一端。有风邪中表,不即祛散,郁而既久,当发身黄,脉浮者,宜汗之。病酒疸,心中热,欲吐者,病在上焦,一涌而愈,其有里实腹满,自汗出,阳明燥实之征,必见烦渴脉滑,此宜下也。若无以上诸证,仅见小便不利而发黄,则洁净腑以导湿热,而黄自退矣。更有谷疸、女劳疸,脉证治法,亦多载在《金匮》,要不外清热化湿,即丹溪亦云:疸病同是湿热,如盦面相似,一若别无阴黄者,致后人疑仲景先师为医中之圣,何以竟不为阴黄立论,不知固已言之矣。《伤寒论》云:脉浮而缓,手足自温者,是为系在太阴,太阴者,当发身黄。若小便自利者,不能发黄。浮缓为濡脉,主湿。手足自温者,热势不重之互词也。太阴属脾,为阴土,湿邪素盛,抑遏于脾,输化无功,健运失职,于是阴土之色,外现于身,面色痿黄矣。夫火能生土者也,脾虚湿困,火衰可知,膀胱之气,无真元以运化,宜乎小便不利,其叙阴黄之证,至当不易。凡湿聚既久,则腹满,以腹为太阴部位也。大便不实,欲作下利,湿胜则泄,理有固然,甚则大便见白色者,犹为阴寒之明证。推原致病之由,火衰不能生土,土虚不能制水。治宜健运分消,补火培土,补火首推附桂,培土莫若理中,分消水湿,五苓尚矣,合三法治之,阴黄未有不愈者,以视阳黄治法,判若冰炭。仲圣虽未尝立法,然举太阴发黄之论,而治法已在其中,又如《金匮》言:男子黄,小便自利者,当与虚劳小建中汤。此虽虚多湿

[①] 王一仁(1898—1971):近现代医家,原名晋第,曾从丁甘仁学习中医,改名依仁,浙江新安(今属安徽)人。1917年王一仁考入丁甘仁当时在上海创办的上海中医专门学校,毕业后悬壶行医。后与秦伯未、章次公、许半农等创办中国医药学院。曾任上海中医学会秘书长,并主编《上海中医杂志》,所著甚多,且曾与人合辑《神农本草经》。

少,要可与阴黄互相发明。因知仲景论病,无乎不赅,无乎不备固,无偏论也。

(《中医杂志》1922年3月)

《金匮》硝石矾石散中之药品及治女劳疸之理由

张锡纯[①]

《金匮》硝石矾石散方,乃治黄疸证屡试屡效之方也。仆初至奉天时,有北关童子朱文奢者,年十三岁,得黄疸证,月余服药无效,寖至不能饮食,其脉甚沉细。治以此散,为其年幼,一次止服六分,日服两次,大麦粥送下。旬日病愈,而面目犹微黄,改用生山药、生薏米各八钱,茯苓三钱,连服数剂痊愈。后又治北京议员赵玉双之封翁,年过六旬,亦患此证,因将此散掺熟麦面一半作丸,每服二钱,日两次,用前山药、薏米、茯苓方煮汤代大麦粥送下,亦旬日而愈。后又治奉天高等师范学生江西临川徐育德,亦患此证,即用张翁所用之法治愈。因是知《金匮》硝石矾石散方,诚屡试屡效之良方也。至硝石矾石散中之药品,及所以治女劳疸之理由,拙著《衷中参西录》第三卷,有审定《金匮》硝石矾石散方,方后拙注论之甚详,今录其原文如下,以备考究。

仲景治黄疸方甚灵,有治外感之黄疸者,《伤寒论》治发黄诸方是也;有治内伤之黄疸者,《金匮》黄疸门诸方是也。其中治女劳疸硝石矾石散方,为治女劳疸之的方,实可为治内伤黄疸之总方。其方硝石(俗名火硝,亦名焰硝)、矾石等分为散,大麦粥汁和服寸匕(约重一钱),日三服,病随大小便去,小便正黄色,大便正黑色是也。特是方中矾石,释者皆以白矾当之,不无疑议。尝考《本经》"矾石一名羽涅",《尔雅》又名涅石,许氏《说文》释"涅"字,

---

[①] 张锡纯(1860—1933):字寿甫,河北盐山人,近代中西医汇通学派代表人物之一,创办我国第一间中医医院——立达中医院,后创办国医函授学校,培养中医人才,其医名显赫,博采众长,屡起沉疴,主张中西医取长补短,西为中用,著有《医学衷中参西录》,影响广泛。

谓黑土在水中，当系染黑之色。矾石既为涅石，亦当为染黑色所需之物，岂非今之皂矾乎？是知白矾皂矾，古人皆名为矾石，而愚临证体验以来，知以治黄疸。白矾之功效，诚不如皂矾，盖黄疸之证，中法谓由脾中蕴蓄湿热，西法谓由胆汁溢于血中，皂矾退热燥湿之力，不让白矾，故能去脾中湿热，而其色绿而且青（亦名绿矾，又名青矾），能兼入胆经，藉其酸收之力，以敛胆汁之妄行。硝石性寒，能解脏腑之实热，味咸入血分，又善解血分之热，且其性善消，遇火即燃，又多含氧气，人身之血，得氧气则赤，又藉硝石之消力，以消融血中之渣滓，则血之因胆汁而色变者，不难复于正矣。矧此证大便难者甚多，得硝石以软坚开结，湿热可从大便而解，而其咸寒之性，善清水腑之热，即兼能使湿热自小便解也。至用大麦粥送服者，取其补助脾胃之土以胜湿，而其甘平之性，兼能缓硝矾之猛峻，犹白虎汤中之用粳米也。

按原方矾石下注有"烧"字，盖以矾石酸味太烈，制为枯矾则和缓。而愚实验以来，知经用生者其效更速，临证者相其身体强弱，斟酌适宜可也。

或问：硝石、朴硝，性原相近，仲景他方，皆用朴硝，何此方独用硝石？答曰：朴硝味咸，硝石则咸而兼辛，辛者金之味也，既善理脾中之湿热，又善制胆汁之妄行，且朴硝降下之力多，硝石消融之力多，胆汁之溢于血中者，布满周身，难尽降下，实深赖硝石之善融化也。又朴硝为水之精华结聚，其咸寒之性，似与脾湿者不宜，硝石遇火则燃，兼得水中真阳之气，其味之咸，不若朴硝，且兼有辛味，似能散湿气之郁结，而不至助脾湿也。

或问：此方虽可概治内伤黄疸，而当日立此方之意，原专治女劳疸证。夫疸既由于女劳，必有肾虚阴亏之病，硝石之咸寒，既能伤肾，矾石之酸涩，又能耗阴，与女劳疸之病原，不正相谬乎？答曰：病急治标，古今原有明训。此证若因其肾虚阴亏，而漫投以滋阴补肾之品，则脾中之湿益甚，转分毫不能进食，食不能进，其阴分何由滋长乎？夫后天资生，纳谷为宝，惟先用药理其脾胃，使饮食日日加多，则阴分必日日滋长，虽似治标，而实探本穷源，为隔二隔三之治也。愚用此方治疸证多矣，送服此散时，不必定用大麦粥，或用生薏米煎汤送服，或用诸健补脾胃之药煎汤送服。凡内伤疸证，未有不随手奏效者。

（《医学杂志》1921年8月）

答黄良安君问硝石矾石散方

张锡纯

阅五十一号报，知黄君有疑于《金匮》硝石矾石散中之药品及其所以治女劳疸之理由，拙著《衷中参西录》第三卷曾详论此方之精义，今录其原文于下，以答黄君，未知以为有当否。

《医学衷中参西录》审定硝石矾石散方原文：

仲景治黄疸方甚多，有治外感之黄疸者，《伤寒论》治发黄诸方是也；有治内伤之黄疸者，《金匮》黄疸门诸方是也。其中治女劳疸，硝石矾石散方为治女劳疸之的方，实可为治内伤黄疸之总方。其方硝石（俗名火硝，亦名焰硝）、矾石等分为散，大麦粥汁和服方寸匕（约重一钱），日三服，病随大小便去，小便正黄色，大便正黑色是也。特是方中矾石，释者皆以白矾当之，不无遗议。尝考《本经》矾石一名羽涅，《尔雅》又名涅石，许氏《说文》释"涅"字，谓墨在水中，当系染黑之色，矾石既为涅石，亦当为染黑色所需之物，岂非今之皂矾乎？是知白矾、皂矾，古人皆名为矾石。而愚临证体验以来，知以治黄疸，白矾之功效诚不如皂矾。盖黄疸之证，中法谓由脾中蕴蓄湿热，西法谓由胆汁溢于血中，皂矾退热燥湿之力不让白矾，故能去脾中湿热。而其色绿而且青（亦名绿矾，又名青矾），能兼入胆经，藉其酸收之味，以敛胆汁之妄行。且此物化学家原可用硫强水化铁而成，是知矿中所产之皂矾，亦必多含铁质，尤可藉金铁之余气，以镇肝胆之木也。硝石性寒，能解脏腑之实热，味咸入血分，又善解血分之热，且其性善消，遇火即燃，又多含氧气，人身之血得氧气则赤，又藉硝之消力，以消融血中之渣滓，则血之因胆汁而色变者，不难复于正矣。矧此证大便难者甚多，得硝石以软坚开结，湿热可从大便而解，而其咸寒之性，善清水腑之热，即兼能使湿热自小便解也。至用大麦粥送服者，取其补助脾胃之土以胜湿，而其甘平之性兼能缓硝矾之猛峻，犹白虎汤中之用粳米也。

按原方矾石下注有"烧"字,盖以矾石酸味太烈,制为枯矾,则稍和缓。而愚实验以来,知径用生者,其效更速,临证者相其身体强弱,斟酌适宜可也。

或问:硝石、朴硝,性原相近,仲景他方皆用朴硝,何此方独用硝石?答曰:朴硝味咸,硝石则咸而兼辛,辛者金之味也。就此一方观之,矾石既含有铁质,硝石又具有金味,既善理脾中之湿热,又善制胆汁之妄行,中西医学之理皆包括于一方之中,所以为医中之圣也。且朴硝降下之力多,硝石消融之力多(理详后砂淋丸下),胆汁之溢于血中者,布满周身,难尽降下,实深赖硝石之善融化也。又朴硝为水之精华结聚,其咸寒之性,似与脾湿者不宜,硝石遇火则燃,兼得水中真阳之气,其味之咸,不若朴硝,且兼有辛味,似能散湿气之郁结,而不至助脾湿也。

或问:此方虽可概治内伤黄疸,而当日立方之意,原专治女劳疸证。夫疸既由于女劳,必有肾虚阴亏之病,硝石之咸寒,既能伤肾,矾石之酸涩,又能耗阴,与女劳疸之病源不正相谬乎?答曰:病急治表,古人原有明训。此证若因其肾虚阴亏而漫投以滋阴补肾之品,则脾中之湿益甚,转分毫不能进食,食不能进,其阴分何由滋长乎?夫后天资生,纳谷为宝,惟先用药理其脾胃,使饮食日日加多,则阴分必日日滋长,斯虽似治其表,而实探本穷源,为隔二隔三之治也。愚用此方治疸证多矣,送服此散时,不必定用大麦粥,或用生薏米煎汤送服,或用诸健补脾胃之药煎汤送服,凡内伤疸证,未有不随手奏效者。

(《绍兴医药学报》1921年2月)

论张锡纯先生所撰《〈金匮〉硝石矾石散中之药品及治女劳疸之理由》书后

尹 任

读大作《〈金匮〉硝石矾石散中之药品及治女劳疸之理由》,全篇本《灵枢》《素问》灌其根，《伤寒》《金匮》沃其华，精言至论，钦佩莫名。但专论气化试验，乃中医高上之学问，尚疏于形迹实验。任虽不敏，敢借西法疏澄之，而为先生之后盾。

考唐泽鑫译述钩虫病略谓："钩虫误入人体而酿成虫体，大如牛毛，取四虫首尾相连，长约一寸，头嘴一端状若钩，故曰钩虫。虫恃此钩入肠壁内层，啮取精血，使身体渐见瘦弱，故谓之钩虫病。此在吾国俗名黄病，以病者肤色变黄也；又曰懒病，因病者体力瘦弱，懒于劳动故也。凡身体生活与发达，全赖食物滋养，胃与肠为消化食物之主要机关，食物经消化后，其精华必由肠壁细管滤入血流，分润全身，以维持其生活与发达。壁肠内层，既有钩虫存在，则肠内食物之滋养，与血流之精液，兼为钩虫所消耗，因此分润不能周及全身，故壮者病此，体力日形枯弱，孩儿病此，不能发达为完人。全身血液，因红血球减少，故其色变淡，不若常人者之鲜红。钩虫体多涎液，其色黄，与人体血流相混，即分布全身，故病者肤色变黄，面部尤甚。凡地域卑湿一带之居民，患此者特多，有因此谓之水湿黄者。盖我国医学深造有心得者少，对于此种病源，茫无把握，凭空臆揣，各持一说，遂致一病数名，病者求治无门，未病者不知防御，传染之范围，日推日广，甚可慨也。至于医治，中医无相当药方，患者非求治西医不可。其医治手续，极简便易行，一验粪，先将本人粪送医院，请西医用显微镜察验粪内有无钩卵，如粪内有卵，即宜住院医治，若不愿住诊，可由院购药，并问明服法，归家自行治愈亦可。普通药方有二，曰泻盐，曰洋苏冰（译音读宰茂鲁）。临治之时，即于午后四五句钟时停食，服泻盐约二两，将肠内积滞排泄净尽，即服洋苏冰，间三小时服一次，连服三次，每次服三颗，第三次服完约二三小时后，再服泻盐。头次泻盐，去肠内积滞，使洋苏冰药性，直接与肠壁所藏钩虫相触，于是钩虫全体麻醉，自失其钩住肠壁之能力，坠于肠中；末次泻盐，即使已经坠落肠中半死半活之钩虫，趁势排出。药治时，须右面侧向睡床上。药之分量，宜按身体强弱年龄老幼斟酌增减。病深者一次不能全愈，须再治，有治至四五次始全愈者。服药时期以内，须禁酒忌油云云。"

噫！唐氏译述此篇，病证诊治，条分缕析，颇有益于社会。惟其谓中医无相当药方，殆未知仲圣《金匮》硝石矾石散等方，又谓我国医道深造有心得者少，而要不可例于先生也。考凡虫皆感风湿之化以生，而硝石矾石散，正所以治风湿，兼长于杀虫者也。兹将其方引药味，再详解于后，以供公共之参考。据皇甫士安云：硝石生山之阴，盐之胆也。又李时珍云：辛苦微咸，有小毒，阴中之阳也。至其能消柔五金，化七十二石，又性畏火，而能制诸石使拒火，真天地之神物也。任敢谓其能泻热而不伤阳，扶阳又能降湿，其中大有不可思议之妙义在焉。又《本草崇原》载矾石，系采石用水煎炼而成，矾成而石之斤两仍不减少，是吸石之精气而成。盖石土之刚也，含有坚金之象，不仅金能杀虫，且含有万物归化于土之义，故其燥脾湿去肠虫，而有特殊之功能焉。又详载胆矾涂于铁及铜上烧之红者真也。况西医略论所谓磺强水与铁合则为青矾，与铜合则为胆矾，与哑噜哚哪合则为白矾，是其功用大同小异，亦为确凿有据。至其用大麦粥调服者，考麦肝之谷也，兼含有土爱稼穑之义，微示两扼肝胆脾土之要，此仲圣之深意也。至其偏于肝木不达，胆阳不升，则用黄芪、当归煎汤调服此散；偏于脾土虚弱，则用山药、薏米、茯苓煎汤调服此散。此乃仲圣立方活法，其意自在言外，吾侪读书有得，自能举隅三反。徐忠可所注方解，有"不在气血阴阳汗下补泻等处求功用"一语，颇近于道，其余皆肤浅无涉，此皆是中医讲气化而不求实验之大弊。西医素重实验，又安知我仲圣立方妙法，早已将实验气化二者赅括无遗？特古圣人最注重人道，将剖解病故死人，视为残忍之事，不肯笔载于书，使后学无从捉摸，洵我国之憾事也。或问此方虽可概治内伤黄疸，而当日立此方之意，原专治女劳疸证何居？想必是肾阴亏而脾湿甚，肾气弱而肝阳胆阳虚，故钩虫得以感风湿之化而盘踞于阳中，由女劳得之固然，非由女劳得之亦莫不然。至张君恐硝石之咸寒伤肾，矾石之酸涩耗阴，而以"病急治标"四字释之，终不若以有病则病当之，本《内经》有故无殒之至理，更为得焉。至若后天资生，纳谷为宝一笔，此乃医家大手眼病者首关键，钦佩莫名，愈读愈觉其有味也。

（《医学杂志》1922年4月）

《金匮》谓黄瘅病当以十八日为期，治之十日以上瘥，反剧为难治。近来外县发生是病，六七日间即致不救。究竟是否瘅证，抑驳气使然，试详其理由及治法

白宪章[①]

水无栓塞，不足以致横流；人无内伤，不易于招外感。胃为脏腑之海，喜通而恶结；脾为胃行津液，好燥而畏湿。胃郁脾逆，肝急瘅决，不降而升，不顺而横，是以目黄胸痞，而小便变像矣。然有不治而自愈，有非治不愈，亦有治之而反剧者，岂瘅病果难治欤？抑原因不同欤？岂内伤、外感分轻重乎？抑岁气时疫有主客乎？盖木喜条达，偏逢土郁，是以挟其积滞横出四溢。人之脾胃本强，仅稍沸越，便可代偿；人之肾气素亏，外邪一入，立见热渴，或黑先喘，而戊癸蒸蒸矣。阳明思制而无力，厥阴欲罢而不能，而黄浊之气偏出肌肉矣。然本年太阳司天，而南北告旱，兵灾甫毕，而热气久临。病之初得者，有头疼、有呕吐；人之报告者，忽鼠疫、忽霍乱，此岂能谓之为正黄瘅乎？必瘟黄而无疑也，亦驳气而非他也。人谓治瘟无补法，吾谓治瘅亦无补法。《金匮》茵陈五苓散，表里双解，人多师之而不变，余亦用之而仅效于是仿佛而变通之，用防风、升麻提其脾，生军、半夏降其胃，用白芍、丹皮和其肝，枳壳、郁仁导其胆，加栀子、竹茹下其热，加防己、薏仁除其湿；土虚不渴者，加扁豆、乌药以温利之；津弱感冒者，加芥穗、紫苏以平散之。奇正不拘，多寡因时。《金鉴》分瘅为阴阳，吾则分瘅以寒热，皆以疏通为标准，特避其过峻耳。或谓六七日即致不救者何也？曰瘟之剧者原如此，所希者节饮食，慎风寒，杜其发机可矣。至于划地分区，先防后治，则属诸行政者焉。《金匮》谓十八日，注者以为土旺之期，大抵物之循环，无往不复。治之十日以上，邪衰

[①] 白宪章（生卒年不详）：民国时期曾任山西中医改进研究会常务理事。

正起，推而荡之可也。十日以后而不愈，正被邪托，虽治之而亦难愈，况有不得其法者乎？近来日人发明十五日黄疸，死者占百分之四十，而列于传染病之列，其与六七日而便死，有所出入欤，然亦不外泄利药品也。

（《医学杂志》1929年2月）

【编者按】

疸，《说文》"黄病也"。本篇所论之黄疸，除中医内科学所言身黄、目黄、溺黄之狭义黄疸，更包括无目黄、溺黄，仅肌肤发黄之萎黄，肾虚所致之女劳疸，范围更广。黄疸分类，仲景将其分为黄疸、谷疸、酒疸、女劳疸、黑疸，此亦言其病之所得，或为外感，或为饮食不节，或为酗酒，或近女色，或久病至瘀，皆可致病。然黄疸病因共同点，仲景谓"黄家所得，从湿得之"，总以湿热发黄为主。《伤寒论》第236条："阳明病，发热汗出者，此为热越，不能发黄也。但头汗出，身无汗，剂颈而还，小便不利，渴引水浆者，此为瘀热在里，身必发黄。"可见若有汗、小便利，湿有出路，则不能发黄，是故治黄大法，仲景谓"诸病黄家，但利其小便"。

谷疸主症寒热不食，食即头眩，心胸不安，方用茵陈蒿汤；酒疸主症心中懊憹或热痛，为饮酒过度所致，方用栀子大黄汤。谷疸与酒疸，两者皆属湿热发黄，故可从《伤寒论》栀子柏皮汤、麻黄连翘赤小豆汤诸方中随证加减。女劳疸主症为额上黑，足下热，日晡所发热，而反恶寒，膀胱急，少腹满，小便自利，大便必黑或溏，此属肾虚血瘀所致，类似于后世所谓"阴黄"。《金匮》方用硝石矾石散，然其主症又似《伤寒论》太阳蓄血证，若虚象不显，以血瘀发黄为主，则亦可选用桃核承气汤或抵当汤。《伤寒论》第125条抵当汤亦治"身黄"。若湿重于热之黄疸，当用茵陈五苓散。若寒湿发黄，亦属阴黄，当遵《伤寒论》第259条"于寒湿中求之"，后世如茵陈术附汤可供选用。若萎黄不荣，纳少便溏，气短乏力，可用小建中汤扶正退黄。

惊悸吐衄下血胸满瘀血病脉证治第十六

【原文】

(1) 寸口脉动而弱,动即为惊,弱则为悸。

(2) 师曰:夫脉浮,目睛晕黄,衄未止;晕黄去,目睛慧了,知衄今止。

(3) 又曰:从春至夏衄者,太阳;从秋至冬衄者,阳明。

(4) 衄家不可汗,汗出必额上陷脉紧急,直视不能眴,不得眠。

(5) 病人面无色,无寒热,脉沉弦者,衄;浮弱,手按之绝者,下血;烦咳者,必吐血。

(6) 夫吐血,咳逆上气,其脉数而有热,不得卧者,死。

(7) 夫酒客咳者,必致吐血,此因极饮过度所致也。

(8) 寸口脉弦而大,弦则为减,大则为芤,减则为寒,芤则为虚,寒虚相击,此名曰革,妇人则半产漏下,男子则亡血。

(9) 亡血不可发其表,汗出则寒栗而振。

(10) 病人胸满,唇痿舌青,口燥,但欲漱水不欲咽,无寒热,脉微大来迟,腹不满,其人言我满,为有瘀血。

(11) 病者如热状,烦满,口干燥而渴,其脉反无热,此为阴状,是瘀血也,当下之。

(12) 火邪者,桂枝去芍药加蜀漆牡蛎龙骨救逆汤主之。

桂枝救逆汤方

桂枝三两,去皮　甘草二两,炙　生姜三两　牡蛎五两,熬　龙骨四两　大枣十

二枚　蜀漆三两,洗去腥

上为末,以水一斗二升,先煮蜀漆减二升,内诸药,煮取三升,去滓,温服一升。

(13) 心下悸者,半夏麻黄丸主之。

半夏麻黄丸方

半夏　麻黄等分

上二味,末之,炼蜜和丸小豆大,饮服三丸,日三服。

(14) 吐血不止者,柏叶汤主之。

柏叶汤方

柏叶　干姜各三两　艾三把

上三味,以水五升,取马通汁一升,合煮取一升,分温再服。

(15) 下血,先便后血,此远血也,黄土汤主之。

黄土汤方(亦主吐血、衄血)

甘草　干地黄　白术　附子炮　阿胶　黄芩各三两　灶中黄土半斤

上七味,以水八升,煮取三升,分温二服。

(16) 下血,先血后便,此近血也,赤小豆当归散主之(方见狐惑中)。

(17) 心气不足,吐血衄血,泻心汤主之。

泻心汤方(亦治霍乱)

大黄二两　黄连一两　黄芩一两

上三味,以水三升,煮取一升,顿服之。

金匮杂记

秦伯未

柏叶、干姜、蕲艾三者,皆辛温行阳之品,乃仲景合为柏叶汤以治吐血不止,盖在使血归经,遵行隧道而自止耳。今遇吐血之证,中医则竞用凉伏,西医则竞施敛涩,卒致血瘀内停,变证百出,安得尽驱一室,使跪读《金匮》

三年。

黄土汤治结阴之血,从温也;赤小豆当归散治脏毒之血,从清也。然从清之中,亦用当归以和血,益知血证之一味凉涩者非矣。

(《中医世界》1930年12月)

读《金匮》杂记

顾惟一

吐衄下血胸满瘀血

血行清道出于鼻,鼻衄尺脉浮,乃肾火浮游也。目睛晕黄者,火兴未艾,故曰衄未止,晕黄去目睛慧了,则浮火已除,故知衄今止。此审火之盛衰,以预测衄之止否也。

亡血不可发其表,汗出则寒栗而振。寒栗与振,有两层蓄意,孤阳随汗外越则寒栗,此责在亡阳也;阳气柔则养筋,亡血再汗,阳既无以柔养,营更失于滋荣,则为振,此亡阳而并亡其阴也。发衄家汗,汗出必额上陷,脉紧急,紧急为脉络牵引而急,即振之谓,由络血暴伤,除液重劫所致,非亦亡其阴乎?是以有直视不能眴、不得眠诸证。

病者如热状,烦满口干燥而渴,脉反无热,此为阴伏,是瘀血也,当下之。云阴伏者,余证皆阳,独脉无热,是阳证得阴脉,阴伏阳中也。此条随上文"胸满唇痿,舌青口燥,但欲漱水不欲咽,腹不满,其人言我满"等数句而来,故确断之曰瘀血也。不然!凡阳证阴脉颇多,岂皆瘀血所致?予意二条应并一条读,则其为瘀血证,更明显无移矣。

心下悸者,半夏麻黄丸主之。麻黄入丸,殊不多见,更炼蜜为丸,则麻黄之峻厉尽化矣。此心下悸必寒饮在胃,微邪恋虚之悸也。唐容川云:水气凌心,则心下悸,有用桂枝者,助心火以敌水也;用麻黄者,通太阳以泄水也;彼佐茯苓,从脾利水以渗入膀胱;此用半夏,从胃降水以抑其冲气,冲降则水随降。此等注最高尚,比类引证,金针度人处也。

吐血不止者，柏叶汤主之，柏叶、干姜各三两，艾三把，马通汁一升是也。《千金方》多阿胶三两；唐氏指马通汁为水化马粪，滤汁澄清者，又云如无此物，童便代之；程林云马通白马尿也，似较唐说为近，俗传丹方，有以白马尿止吐血者，或即本此。按是方实热血不止之无上妙方也，清之引之，导之归之，血止无停瘀遗患。近世笠山吴氏，用犀角、炮姜，即仿此意。予依法为加童便，效更宏速。

下血有远血、近血之称，"远近"二字，古来多作远于肛门、近于肛门之解，因指远血为肝脾血，近血为肠中血，实则远近乃先后之形容词，而其源皆来自肝脾也。盖血藏于肝而统于脾，热则行，而寒则滞。肝体阴用阳，中见少阳之火，木火过亢，火扰血行，遂其疏泄之机，则失藏血之职。阴络之血，随火内溢，循三焦油膜，渗入肠中，火性急迫，血必先粪而下，先血后粪，即为近血，如肠风证。血下急迫，四射如溅，鲜红光泽，血尽乃继之以粪，此肝热化燥生风，风热交并而然，故近血纯由热致，得木火之化也。若脾不健运，湿寒内生，火迫之血，反受湿土之化，湿寒与血为伍，交相卑陷，于是肝既失于藏，脾亦不能统，湿性黏滞，血亦随之黏滞肠中，濡缓而下，必随粪后出矣，先粪后血，即为远血，如脏毒证。血下黏稠，濡迟势缓，色晦紫瘀，粪尽乃随之而下，此热毒浊寒，挟脾湿而然，故远血乃肝火得脾湿之化，虚寒湿热，错杂交并所致也。观《金匮》近血主赤豆当归散，远血主黄土汤，盖可知其义矣。

近血属肝热，主赤豆当归散，以赤豆为君，当归为佐，功专清热以安营也。赤豆色赤入血，酸寒化阴，善解毒清热，利溺疏肠，是除暴之师；当归甘能补养，辛能化瘀，和百脉一身之血，安肝家既伤之营，是抚安之吏。两者在相辅而行，专清血热，热化则血自归经，近血自止矣。

远血属肝火挟脾湿，主黄土汤。夫汤以黄土名，且独重用黄土，责重治脾可知矣。其中术、附、甘草，过理中之半，附得术而能温能燥，甘佐附而能运能和，随黄土之同气相求，专入脾土，使温运潜阳，化湿化滞，不致旁助肝火，是专治脾一阵也。地黄、阿胶，柔养功专，地黄用干者，而少于阿胶二倍，令柔养中寓清热，合乎柔以克之之义，以复肝家既伤之阴，而不致碍及脾阳，是乃治肝一阵也。另使黄芩苦寒，轻清之品，少阳专药，为直入奠安之将，折已动之火，以安未动之血也。夫厥阴之火，生于至阴，而成于少阳，芩清少阳本气之火，即以抑厥阴从中之机，而衰其疏泄之威，不止血，而血自止矣。此复方之法，隔二之治，分之则温脾一阵也，柔肝一阵也，清火又一阵也，合之则寒热互间，各神其用，使但温脾而不清火，则温虽去而肝火必炽，火迫血急，不更远血转成近血乎？或但清火而不柔肝，则体阴用阳之脏，肝火必难转熄，安冀其能止血哉？予因黄土汤制方之义，而知远血之由肝火脾湿也。缘记其意如此。

（《中医杂志》1926 年 9 月）

论《金匮》惊悸吐衄下血胸满瘀血火邪同汇一篇之原理

李征韶

仲景自序《伤寒论》云，见病知源，伟哉言乎！《金匮》言惊悸吐衄下血胸满瘀血火邪，同汇一篇，其病之见于外者虽不同，其源之出于一者可由定，何则？盖皆两厥阴血病之见证也。本文曰："寸口脉动而弱，动即为惊，弱则为悸。"动者脉来厥厥动摇，而心经之神气不宁；弱者脉来无力，而心经之神虚不能自主。盖邪之所凑，其气必虚，惊自外来，悸由内惕，是惊悸之病，由神魂所主，可断然矣。所以然者，心主血，肝藏血，凡血病未有不根源于心、肝二脏者也。本文曰："尺脉浮，目睛晕黄，衄未止；晕黄去，目睛慧了，知衄今止。"《难经》曰："按之至骨，举指来疾者，肾部也。"则尺脉应沉，今反浮者，必阳虚则右尺浮，阴虚则左尺浮。若阳虚而浮，必火虚而焰；阴虚而浮，则生内热。若兼挟湿邪，小便不利，必发黄，其目睛晕黄。又未见发黄，是湿与热相搏，无从达出，热入血分，鼓之妄行。盖目者肝之窍，肝者血之统，血热则随少阳升达之气，上注于目，所以睹目睛之晕黄及慧了，可以知衄之休作也。本文曰："病人面无色，无寒热，脉沉弦者，衄；脉浮弱，手按之绝者，下血；烦咳者，必吐血。"夫察色辨证，既无外候，当是内亏，面无色者，血不华也。《难经》曰:"脉不通,则血不流,血不流,则色泽去。"沉弦之脉,是为心阳不宣,龙雷之火,得以上奔,至逼血妄行,从清道而出则为衄;若见烦咳,从浊道而出则为吐。浮弱之脉,至按之即绝,为营气衰微,阴阳两虚,下焦之阴,无元阳以维之,则血下漏。《经》曰"阳络伤则吐衄,阴络伤则下血",无非胞中之血,失其统御之权也。至于满胸瘀血,始由吐衄,其离经之血,未尝尽出,既已上逆,留于上焦,膈膜之间,因而胸满,是为停瘀之兆。盖冲任之血,不能上萦,瘀积经隧,故有唇痿、舌青、口燥、腹不满而言满,各种见证。若火邪则所包甚广,以人体言,心属火,《经》曰"在天为热,在地为火,在人为心",故曰热生火,火生苦,苦生心。心主血,火热受邪,心病生焉。盖心者生之本,神之变也,若心阳过盛,其为患岂可胜言哉?小则惊狂昏悸,大则逼血妄行,或上逆而为吐衄,或移及小肠,而小便下血矣。本文结论曰:"心气不足,吐血衄血,泻心汤主之。"以苦寒之品,直泻心阳,从本之治。盖血随气行,血脱须当益气,心气不足者,壮火食气也,《经》曰"壮火食气,少火生气",泻火即所以生气。是故惊悸、吐衄、胸满、瘀血、火邪,其病虽异,其源则同,统归两厥阴之血病则一也。仲景见病知源,与之相提并论,非穷源竟委,孰能喻于斯。

(《医界春秋》1935 年 9 月)

论《金匮》远血近血并释方义

陈钟莲[①]遗著　陈芝高录

辨证之难,不难于辨其异,而难于辨其同,亦不难于辨其同,尤莫难于辨其同中之异。夫辨其异,而不辨其同,则血自血,便自便,人所易知也,最易辨也;辨其同,而不辨其同中之异,则便血是某证用某药,亦人所易知也,仍易辨也;惟谓其异,有似乎同,谓其同,实则大异,如仲师所论远血近血,是真难辨者也。何以言之?夫大肠者,传道之官,变化出焉。凡脾胃所化之物,

---

① 陈钟莲(生卒年不详):广东东莞人,陈芝高祖父。

莫不借大肠为出路，且其经与肺相表里，肺为清金，大肠即为燥金，故诊脉者，可于肺部诊大肠焉。他如冲为血海，任主胞胎，大肠胞室，并域而居，肝与大肠，亦相干涉。至于大肠位居下部，为肾之所司，《经》曰肾开窍于二阴，故大肠与肾，又相连焉。是以便血之病，有由中气虚弱陷入大肠者，有由肺经蕴热移于大肠者，有由肾经阴虚不能注润大肠者，于此而欲分条缕析，辨其某经为远血病，某经为近血病，不几戛戛乎难哉？然或者曰：远血者，脾气虚寒也，故用术、附温中，胶、地养血，黄土以填补中宫，用黄芩者，以济附子之燥，脾去肛门远，故曰远血。近血者，肠中湿热也，故用赤豆清热利湿，当归解菀和中，肠与肛门近，故曰近血。其说虽是，而义实未尽也。夫使远血俱属虚实，则不当用黄芩，既用黄芩，又佐以阿胶、生地，有热可知，其用黄土者，与桃花汤用石脂同法，用术、附者，与桃花汤用干姜同法，此证虚中夹实，虽脾土有寒，亦心胞有热心。至于近血，即今之脏毒痔疮，常带脓血者是也，故用赤豆芽排脓解毒，当归和血润肠，何以知之？观仲师治狐惑有脓者，亦用赤豆当归散而知之，仅谓其清热利湿犹浅也。后人不察，凡中宫失守，血无统摄者，多用理中、十全等汤以补之，或补中益气汤以升之，知治虚之法，不知治血之法，岂知血之不宁者，多由火以扰之哉？若夫近血之治法，清利湿热，人所共知，至谓其能化脓通络，以透血分之瘀毒，则未知及焉甚矣。仲圣之方，非中人以下所能语也。

（《杏林医学月报》1936 年 11 月）

《金匮》便血远近之我见

张秉初

便血以粪前、粪后分远近。尤在泾以先便后血，为脾寒气虚，失其统御之权，以致胞中血海之血，不从冲脉而上行外达，特从大肠而渗漏下走也。如是而脏虚者有远血，脏实者则无远血矣。殊知血虚不摄，固有下陷奔腾，而血实被伤，亦未尝无沸腾下漏也。夫先便后血名为远者，以血分受伤，其病源发之远也。或从肝肺受邪，或从心包遗热，不能摄养本脏，以循经周流，竟因脏伤离经，停留渐宿，未几而粪下则下，所以名为远也。肝肺心包，离肛门甚远，血既被伤离经，其不即奔泻者，以有积粪堵截渐停粪内故也。且远者，近之对也。此节先便后血，而名为远，因其病之发源远也；下节之先血后便，而名为近，亦以其病之发源近也。容川氏辨为肠毒痔疮，便带脓血，为"近"字下注脚，其病之发源在肠，其血之发出亦在肠，肠与肛门近，故云近血也。或云：大肠无血，何以近血，而血出大肠？不知毒结肠间，而血亦聚肠间，得火热之蒸，遂化而为脓血。古有肠痈肠痔，脓血常垂肛门出也。然远血证，其脏寒气虚者，固可遵黄土汤法治之，其脏热气实者，又将何以治之也？此证吾于去岁已经治之矣。

翁源冈尾公安分局长罗日熙先生，于去岁八九月间，患便血证，先便后血，下者必多如宰猪然。予属同事，知其人体素禀实，诊其脉两尺洪大。予初拟用黄土汤变象立方，淮山药四钱，生地五钱，阿胶三钱，黄芩钱半，甘草钱半，赤石脂三钱，黑管仲三钱，初服二三剂，亦甚见效，病因二尺洪大故也。

后因食伤复发，再进此汤无效矣。请他先生，或云脾虚宜补，或云脉大宜凉，或云宜用独参，或云宜用芪党，或云肠风宜《济生》乌梅，卒无一效，当此议论纷纷，莫衷一是，复请诊于予。诊其脉初两尺洪大，今则变为两寸洪大矣。予用天冬三钱，川连钱半，白芍四钱，甘草二钱，赤石脂三钱，粟壳二钱，大田七一钱研末冲服，五灵脂二钱，黑柏叶三钱，山楂三钱，连服三剂收功。

谨按其脉，两寸洪大者，左寸心包热也，右寸肺中热也。肺与大肠相表里，心包与肝相表里，心包有热，相传于肝，肝不藏血，以致血崩下行。肺中有热，相传于大肠，大肠为传导之官，其血离经向下走。所以不即崩泻者，以脾气不衰，尚能化粪以堵截之，故粪下则血下也。方中用天冬以清肺中之热，用川连以平心包之热，用甘、芍以平肝经之热，热平而血病之根先治矣；赤石脂能祛血分之湿热也，山楂能涤肠中之污垢也，妙有五灵脂之善止血，田七之善去瘀生新；且藉粟壳之兜塞，石脂之填塞，柏叶之黑塞，而标本兼治，上下周到，故能收效而神速也。

（《杏林医学月报》1933年3月）

心气不足吐血衄血泻心汤主之释义

陈渔洲[①]

余尝读仲师《金匮要略》,至"心气不足,吐血衄血,泻心汤主之"一节,以为血之吐衄,多由火气上冲而来,心气不足,何故能吐血、衄血?吐血、衄血,何可复主泻心汤?初未尝不疑之,及细思其故,始知仲师言心气不足,正所以言心火之炽盛也;其主泻心汤以止血也,亦泻心中之火以益心中之气。何言之?《经》曰:"壮火食气,少火生气。"盖气盛则火并于气,火盛则气并于火。火并于气,则为少火;气并于火,则为壮火矣。火既为壮火,则气更为火所食,而气愈虚,气愈虚,而火愈炽,则逼血上逆,而为吐血、衄血焉。夫气为血之帅,血为气之守,无病之人,气足以统诸经之血,循其常道,流行无滞,而不为患。今心中之气,为壮火所食,而失其统驭之权,血为火所逼,不能守其经常之道,遂溢出于肠胃之间,随胃气而上逆,血之或吐或衄,于是汩汩焉而至矣。此时若补肾水以平气,迂阔之谈也;补心血以配火,不及之治也。惟有泻火一法,除暴安良为合治,故主泻心汤大苦大寒之品,芩、连以泻心中之火,大黄以降胃中之气,胃气下泄,则心火有所消导,使壮火变为少火,则气斯得所养,而血斯得所守矣。故方名泻心,实则泻火,而泻火即所以益气,益气即所以止血也。若以心气之不足为虚,而不知不足之为实,思所以治其虚而止其血,置泻心汤而不用,则失之远矣。噫!仲圣之书,而非死于句下者之所能知也。

(《文医半月刊》1937年2月)

【编者按】

本篇标题涵盖惊、悸、吐血、衄血、下血、瘀血诸多病证,而胸满或是本篇

[①] 陈渔洲(生卒年不详):广东东莞人,陈芝高父亲。

瘀血的一个症状，非独立病名。简而言之，主要论述惊悸和血证的辨治。

惊与悸，同而不同，《资生篇》谓："有所触而动曰惊，无所触而动曰悸。惊之证发于外，悸之证发于内。"惊悸病因较多，有虚有实，虚则心虚胆怯、心脾两虚、心阴亏虚、心阳不足皆可致病，实则痰热、瘀血、水气皆可为患。本篇治疗惊悸较为简单，一方为桂枝救逆汤，有通阳镇静安神之效，治疗火邪惊狂；一方为半夏麻黄丸，有解表蠲饮之功，治疗表证兼有水气所致之心下悸。惊悸既为病名，又为症状，在奔豚气、百合病、胸痹心痛等病中亦可见到，故在辨治时可互相参考。

吐血、衄血、下血、瘀血同属血证范畴，而出血部位不同，证有寒、热、虚、实之分，治有温、凉、补、泻之别。《灵枢·百病始生》："阳络伤则血外溢，血外溢则衄血；阴络伤则血内溢，血内溢则后血。"吐血、衄血所列两方，一寒一热，属中焦虚寒、气不摄血者，用柏叶汤温中止血，方中侧柏叶《证类本草》"苦微温，主吐血、衄血、痢血，崩中赤白"，干姜《本经》"味辛温，主温中止血"，艾叶温经摄血。属火热迫血妄行者，用泻心汤清热泻火止血。下血有远血、近血之分，先便后血为远血，属虚寒者，黄土汤温阳摄血；先血后便为近血，属大肠湿热者，又称肠风脏毒，赤小豆当归散清利化瘀排脓。近人见血证，喜用凉泻而畏辛温，不知新病多热多实，久病多寒多虚，《金匮》治衄所列四方，一半寒凉，一半辛温，可见温摄止血一法，于当今临证亦有很重要的价值。

呕吐哕下利病脉证治第十七

【原文】

(1) 夫呕家有痈脓,不可治呕,脓尽自愈。

(2) 先呕却渴者,此为欲解。先渴却呕者,为水停心下,此属饮家。呕家本渴,今反不渴者,以心下有支饮故也,此属支饮。

(3) 问曰:病人脉数,数为热,当消谷引食,而反吐者,何也?师曰:以发其汗,令阳微,膈气虚,脉乃数,数为客热,不能消谷,胃中虚冷故也。脉弦者,虚也,胃气无余,朝食暮吐,变为胃反。寒在于上,医反下之,今脉反弦,故名曰虚。

(4) 寸口脉微而数,微则无气,无气则荣虚,荣虚则血不足,血不足则胸中冷。

(5) 趺阳脉浮而涩,浮则为虚,涩则伤脾,脾伤则不磨,朝食暮吐,暮食朝吐,宿谷不化,名曰胃反。脉紧而涩,其病难治。

(6) 病人欲吐者,不可下之。

(7) 哕而腹满,视其前后,知何部不利,利之即愈。

(8) 呕而胸满者,茱萸汤主之。

茱萸汤方

吴茱萸一升　人参三两　生姜六两　大枣十二枚

上四味,以水五升,煮取三升,温服七合,日三服。

(9) 干呕,吐涎沫,头痛者,茱萸汤主之(方见上)。

(10) 呕而肠鸣,心下痞者,半夏泻心汤主之。

半夏泻心汤方

半夏半升,洗　　黄芩三两　　干姜三两　　人参三两　　黄连一两　　大枣十二枚　　甘草三两,炙

上七味,以水一斗,煮取六升,去滓,再煮取三升,温服一升,日三服。

(11) 干呕而利者,黄芩加半夏生姜汤主之。

黄芩加半夏生姜汤方

黄芩三两　　甘草二两,炙　　芍药二两　　半夏半升　　生姜三两　　大枣十二枚

上六味,以水一斗,煮取三升,去滓,温服一升,日再夜一服。

(12) 诸呕吐,谷不得下者,小半夏汤主之(方见痰饮中)。

(13) 呕吐而病在膈上,后思水者,解,急与之。思水者,猪苓散主之。

猪苓散方

猪苓　　茯苓　　白术各等分

上三味,杵为散,饮服方寸匕,日三服。

(14) 呕而脉弱,小便复利,身有微热,见厥者,难治,四逆汤主之。

四逆汤方

附子一枚,生用　　干姜一两半　　甘草二两,炙

上三味,以水三升,煮取一升二合,去滓,分温再服。强人可大附子一枚,干姜三两。

(15) 呕而发热者,小柴胡汤主之。

小柴胡汤方

柴胡半斤　　黄芩三两　　人参三两　　甘草三两　　半夏半升　　生姜三两　　大枣十二枚

上七味,以水一斗二升,煮取六升,去滓,再煎取三升,温服一升,日三服。

(16) 胃反呕吐者,大半夏汤主之(《千金》云:治胃反不受食,食入即吐。《外台》云:治呕,心下痞硬者)。

大半夏汤方

半夏二升,洗完用　　人参三两　　白蜜一升

上三味,以水一斗二升,和蜜扬之二百四十遍,煮取二升半,温服一升,余分再服。

（17）食已即吐者，大黄甘草汤主之（《外台》方，又治吐水）。

大黄甘草汤方

大黄四两　甘草一两

上二味，以水三升，煮取一升，分温再服。

（18）胃反，吐而渴欲饮水者，茯苓泽泻汤主之。

茯苓泽泻汤方（《外台》云：治消渴脉绝，胃反吐食之，有小麦一升）

茯苓半斤　泽泻四两　甘草二两　桂枝二两　白术三两　生姜四两

上六味，以水一斗，煮取三升，内泽泻，再煮取二升半，温服八合，日三服。

（19）吐后，渴欲得水而贪饮者，文蛤汤主之，兼主微风，脉紧头痛。

文蛤汤方

文蛤五两　麻黄三两　甘草三两　生姜三两　石膏五两　杏仁五十枚　大枣十二枚

上七味，以水六升，煮取二升，温服一升，汗出即愈。

（20）干呕吐逆，吐涎沫，半夏干姜散主之。

半夏干姜散方

半夏　干姜等分

上二味，杵为散，取方寸匕，浆水一升半，煎取七合，顿服之。

（21）病人胸中似喘不喘，似呕不呕，似哕不哕，彻心中愦愦然无奈者，生姜半夏汤主之。

生姜半夏汤方

半夏半升　生姜汁一升

上二味，以水三升，煮半夏，取二升，内生姜汁，煮取一升半，小冷，分四服，日三夜一服。止，停后服。

（22）干呕，哕，若手足厥者，橘皮汤主之。

橘皮汤方

橘皮四两　生姜半斤

上二味，以水七升，煮取三升，温服一升，下咽即愈。

(23) 哕逆者,橘皮竹茹汤主之。

橘皮竹茹汤方

橘皮二升　竹茹二升　大枣三十枚　生姜半斤　甘草五两　人参一两

上六味,以水一斗,煮取三升,温服一升,日三服。

(24) 夫六腑气绝于外者,手足寒,上气脚缩;五脏气绝于内者,利不禁,下甚者,手足不仁。

(25) 下利,脉沉弦者,下重;脉大者,为未止;脉微弱数者,为欲自止,虽发热不死。

(26) 下利,手足厥冷,无脉者,灸之不温。若脉不还,反微喘者,死。少阴负趺阳者,为顺也。

(27) 下利,有微热而渴,脉弱者,今自愈。

(28) 下利,脉数,有微热汗出,今自愈;设脉紧,为未解。

(29) 下利,脉数而渴者,今自愈;设不差,必清脓血,以有热故也。

(30) 下利,脉反弦,发热身汗者,自愈。

(31) 下利气者,当利其小便。

(32) 下利,寸脉反浮数,尺中自涩者,必清脓血。

(33) 下利清谷,不可攻其表,汗出必胀满。

(34) 下利脉沉而迟,其人面少赤,身有微热,下利清谷者,必郁冒,汗出而解,病人必微热。所以然者,其面戴阳,下虚故也。

(35) 下利后,脉绝,手足厥冷,晬时脉还,手足温者生,脉不还者死。

(36) 下利腹胀满,身体疼痛者,先温其里,乃攻其表。温里宜四逆汤,攻表宜桂枝汤。

四逆汤方(见上)

桂枝汤方

桂枝三两,去皮　芍药三两　甘草二两,炙　生姜三两　大枣十二枚

上五味,㕮咀,以水七升,微火煮取三升,去滓,适寒温服一升。服已,须臾啜稀粥一升,以助药力,温覆令一时许,遍身漐漐微似有汗者益佳,不可令如水淋漓。若一服汗出病差,停后服。

(37) 下利，三部脉皆平，按之心下坚者，急下之，宜大承气汤。

(38) 下利，脉迟而滑者，实也，利未欲止，急下之，宜大承气汤。

(39) 下利，脉反滑者，当有所去，下乃愈，宜大承气汤。

(40) 下利已差，至其年月日时复发者，以病不尽故也，当下之，宜大承气汤。

大承气汤方（见痉病中）

(41) 下利谵语者，有燥屎也，小承气汤主之。

小承气汤方

大黄四两　厚朴二两,炙　枳实大者三枚,炙

上三味，以水四升，煮取一升二合，去滓，分温二服（得利则止）。

(42) 下利便脓血者，桃花汤主之。

桃花汤方

赤石脂一斤,一半剉,一半筛末　干姜一两　粳米一升

上三味，以水七升，煮米令熟，去滓，温七合，内赤石脂末方寸匕，日三服。若一服愈，余勿服。

(43) 热利下重者，白头翁汤主之。

白头翁汤方

白头翁二两　黄连三两　黄柏三两　秦皮三两

上四味，以水七升，煮取二升，去滓，温服一升，不愈更服。

(44) 下利后更烦，按之心下濡者，为虚烦也，栀子豉汤主之。

栀子豉汤方

栀子十四枚　香豉四合,绢裹

上二味，以水四升，先煮栀子得二升半，内豉，煮取一升半，去滓，分二服，温进一服，得吐则止。

(45) 下利清谷，里寒外热，汗出而厥者，通脉四逆汤主之。

通脉四逆汤方

附子大者一枚,生用　干姜三两,强人可四两　甘草二两,炙

上三味，以水三升，煮取一升二合，去滓，分温再服。

(46)下利肺痛,紫参汤主之。

紫参汤方

紫参半斤　甘草三两

上二味,以水五升,先煮紫参取二升,内甘草,煮取一升半,分温三服(疑非仲景方)。

(47)气利,诃梨勒散主之。

诃梨勒散方

诃梨勒十枚,煨

上一味为散,粥饮和,顿服(疑非仲景方)。

附　　方

《千金翼》小承气汤　治大便不通,哕数谵语(方见上)。

《外台》黄芩汤　治干呕下利。

黄芩三两　人参三两　干姜三两　桂枝一两　大枣十二枚　半夏半升

上六味,以水七升,煮取三升,温分三服。

金匮杂记

秦伯未

大黄清降胃热有殊功,故仲景以大黄甘草汤治食已即吐之热呕,西医亦归入健胃之品,后世因承气用之,视为攻积通滞之快药,畏不敢投,深堪惋惜。然于此益知仲景格物之精,用药之妙。

呕家忌甘味,而大半夏汤用白蜜,盖胃反属脾伤不磨,甘味入脾,归其所喜,所以治其本也。若系胃病,则寒用半夏干姜散,热用大黄甘草汤矣。

干呕哕,手足厥者,橘皮汤主之。此当指初病形气俱实,气逆于胸膈,不达于四肢,故单用橘皮通气,生姜止哕。若阳虚阴盛者,即应投吴茱萸汤矣。

(《中医世界》1930年12月)

食已即吐者大黄甘草汤主之，病人欲吐者不可下之论

黄志仁

夫朝食暮吐者，寒也。食已即吐者，火也，以火性急，又炎上，故《内经》有"诸逆冲上，皆属于火"之文，然亦不可不察也。使其人食已即吐，而有舌绛口干、脉象洪数之证者，则缓中泻火之法，固一定不易之理。若一见食已即吐，不察脉，不究证，而悉用大黄甘草以下之，则病必有毫厘千里之误矣。何则？夫胃气不和，则清气不升，浊气不降，清浊相干，上焦气乱，彼夏月之霍乱，非亦有食已即吐之证乎？如治之以下法则必死。此我所以必求其脉，考其证，而后始可断其为寒为热也。至于病人欲吐者，本无可下之理，《内经》不云乎"在上者因而越之，在下者因而竭之"，可为千古治病之成法，然则仲景之用大黄甘草者何哉？盖仲景之立大黄甘草者，因其人食已即吐，而非欲吐不吐也，因其人食已即吐，实属于火者，此大黄甘草汤，缓中泻火一法所不能无也。仲景既以大黄甘草汤治食已即吐，于病人欲吐未吐之时，即申其戒，曰不可下之，可见大黄甘草汤，于证之本属于火者，尚不敢重用大黄，恐伤胃中之津，而必以甘草甘平补中为佐。彼吐之不属纯于火者，则清之寒之且不可，况用下之以遏病机，其可乎？

(《中医杂志》1923 年 3 月)

问《金匮》文蛤汤之意义

李瑞兰

痰饮停发而呕，痰饮去而生渴，所以先呕后渴者，则为其病欲解也。外感风寒而内有燥热，吐伤津液而内热益炽，所以吐复渴欲得水，而又痰饮不休也。

夫外感风寒,内有燥热一证,即刘河间所谓双解散之病也。其所以吐者,当系表邪内入,逆于胸膈而自吐,与伤寒瓜蒂散证,未用药而即吐者相似;其渴欲得水而贪饮者,虽不同白虎加人参汤之伤寒证,大渴而欲饮水数升,然其得水贪饮,饮而复饮,其渴亦可谓甚矣。且此渴之热,虽与彼渴之热,同为表里俱热,而此之里热,则较彼为更甚。故所主治之文蛤汤,虽仍用白虎渴内之石膏,而不用其汤内之人参;其用大枣、甘草者,虽用以缓扶石膏之寒重,而仍用以补助脾气,使从膏汕外达肌肉,而散风邪也;用麻黄、杏仁者,一以直走皮毛而散寒邪,一以降利肺气,使出皮毛,而散寒邪也;用生姜者,所以宣少阳三焦之气,使从气血两分,而散风寒之邪也;至文蛤一物,本草蛤利注,谓其能除烦渴,唐容川《伤寒》文蛤散证注,又谓其于皮肉之间能解其热与水相结,文蛤汤方,用文蛤而又以之名方者,则以其性甚寒冷,而能使内外之热俱解也。窃查吐后渴而贪饮之证,程林、李彣诸前辈,均谓为纯然水饮病,固与方证似属不合,至《金鉴》本注,而知此证为病风矣。是以谓文蛤汤五字,当在此节"头痛"之下,"兼主"之"主"字,又当为衍文。然又纠缠水饮,不能直截了当,而指此病为外感与内热,是故谓其恣意贪饮,则新饮复停,当从饮治。又谓文蛤汤是以越婢汤加文蛤所成,主之以是汤者,是以越婢汤治风水,以文蛤治渴不已也。但于《金匮》水气篇中,详考越婢汤所治之风水证,则见谓其脉浮而不渴,而此证不惟渴欲得水,而且贪水而不已两证绝不相同,而《金鉴》本注乃以越婢汤治风水,即为谓治此证,是似以此外感内热之证,而误为风水之证也。至陈修园父子,则又知此证为内热矣,故其注得水而贪饮,则谓为水不足以止其燥。然亦略兼水饮而言似亦稍有未合,惟取二注之长处,一风一热,以解此证,方可谓此证之真解。此所以愚于此证,不谓为水饮,而谓之为外感内热也。乃或谓《金匮》呕吐篇,所言之呕吐皆是水饮为患,而此之呕渴而贪饮,何得独谓不然哉?不知此说非矣,篇内茯苓泽泻汤,与猪苓散等证固是水饮为患,而大黄甘草汤证,则为胃热而便滞,大半夏汤证,则为脾枯而胃逆,种种病非水饮,不一而足,何得妄持病皆水之说而谓此外感内热之证为水饮之病乎?又或谓此证下文所言微风脉紧头痛,是言外感内热之病也。若以此证而为外感内热,不与下病相混乎?不知微风脉紧头痛者,是言寒多风少之外感内热也;吐后渴而贪饮者,是言风多寒少之外感内热也。仲师文法，往往只言半面，令人从对面想出本证，此节文字，即用此法，读者正宜善悟。夫外感之疾，必须发热，如必谓此贪饮之证，绝非内热而又外感风寒，则文蛤汤方下，所云服药之后，汗出即愈，果属何谓哉？尝考太阳伤寒，热多寒少，而里有微热者，治以桂枝二越婢一汤，则麻黄与石膏而同用；厥阴伤寒，手足厥逆而口吐脓血者，治以麻黄升麻汤，则又麻黄与石膏而并施。此证吐后渴而贪饮，总属外感内热，仲师治以文蛤汤而同用。夫麻黄、石膏，以外解内清，亦由是伤寒二方之用意也。后世河间刘氏，于证之属外感内热者，套用大青龙汤，而制双解散以治之，亦系麻黄、石膏并用，可谓善于变换矣。业医业者，遇外感内热之证，而不吐渴者，治以双解散，遇外感内热，而吐渴贪饮者，治以文蛤汤，审勿遇此证而误为水饮，乱用苓、术等燥温之品，以促人命。斯固病人之幸，抑亦国家增进人口之助也。

（《医学杂志》1929年8月）

《金匮》下痢篇非从《伤寒》补入之我见

宋大仁[①]

《伤寒》一书，为仲景所自编，而《金匮》所述，乃门人所记录，观脏腑经络篇，屡称师曰可知也。故《金匮》所有，往往与《伤寒》类同，良以所录之文，未经编次，岂可谓其遗脱而为后人补之也耶？读喻嘉言论下利一证，谓《金匮》遗脱，后人以《伤寒》补之之说，余以为不然。盖嘉言所论痢疾，虽有逆挽通利等法，然不外辛凉苦寒之品，此无他，知时序而不辨六经，识热利而不明寒利故也。观其云冬月伤寒，已称热病，至夏秋热、暑、湿三气交蒸互结之热，十倍于冬月矣。据此而论，则无论冬夏，凡属痢疾，皆因于热，而无寒证之下利矣。至其治法，则首用辛凉以解表，次用苦寒以清里，此法以治热利，固可

---

① 宋大仁（1907—1985）：字海照，别号医林怪杰，广东中山人。喜习书画，毕业于上海中医专门学校，后攻读西医，专胃肠病科。学术上主张中西医结合，力主革新中医，并着重于医史研究，曾任上海中西医药研究社主任、《中西医药》杂志主编、上海世界医院院长、广州中医学院（今广州中医药大学）教授等。著有《中国药用植物图谱》《中国伟大医药学家画像》《海照楼医药论丛》《中国法医学史》等。

一二剂愈矣。设其证为寒痢,岂不危哉?要知时序固不可不明,而六经又焉能不辨?试观乎阳明证之下利清谷者,而用四逆汤主之,少阴证之下利清水者,反用大承气汤主之,厥阴证之下利清谷者,而用通脉四逆汤主之,太阳证之利下不止者,以桂枝人参汤主之,以上数证,虽同为痢疾,然而证有六经传化悬殊,病有寒热虚实之异,若拘拘乎时序之化热,而一律投以苦寒之品,则殆矣。此六经传化之不可不辨也。若徒以下利一证,与《伤寒》之厥阴相同为可疑,则《金匮》相类之处,非止厥阴一篇也,又岂可因此而见疑者耶?

(《医学杂志》1934 年 8 月)

【编者按】

本篇主要论述呕吐、哕、下利三个病证的辨治,三者病位皆在肠胃,即今之所谓脾胃消化功能,亦即《内经》所谓"大肠、小肠皆属于胃"与《伤寒论》所谓之"胃家"。本篇条文数为《金匮》之最,可见汉末仲景时期,因战乱影响,饮食不洁、水源卫生等问题突出,消化道疾病可以说是与呼吸道传染病并列为彼时临床最为常见的疾病。

有声无物为呕,有物无声为吐,反恶轻呕为哕,三者病机相似,皆属胃失和降,气机上逆。《金匮》呕吐篇,共列十五方,大致分类如下:① 呕吐而兼表证者两条,"吐后,渴欲得水而贪饮者,文蛤汤主之,兼主微风,脉紧头痛""呕而发热者,小柴胡汤主之"。② 呕吐而兼里寒证三条,"干呕吐涎沫,头痛者,吴茱萸汤主之""呕而胸满者,茱萸汤主之""呕而脉弱,小便复利,身有微热,见厥者,难治,四逆汤主之"。③ 呕吐而兼里热证者一条,"食已即吐者,大黄甘草汤主之"。④ 呕吐而兼寒热错杂证两条,"呕而肠鸣,心下痞者,半夏泻心汤主之""干呕而利者,黄芩加半夏生姜汤主之"。⑤ 呕而兼水饮停留证者两条,"呕吐而病在膈上,后思水者,解,急与之。思水者,猪苓散主之""胃反,吐而渴欲饮水者,茯苓泽泻汤主之"。⑥ 干呕哕逆者两条,"干呕哕,若手足厥者,橘皮汤主之""哕逆者,橘皮竹茹汤主之"。⑦ 呕吐中寒,不能受谷证者四条,"诸呕吐,谷不得下者,小半夏汤主之""胃反呕吐者,大半夏汤主之""干呕吐逆,吐涎沫,半夏干姜散主之""病人胸中似喘不喘,似呕不呕,似哕不哕,彻心中愦愦然无奈者,生姜半夏汤主之"。凡此七类,后世治呕吐哕逆,莫能逾此诸法。

本篇下利当包括后世所谓泄泻和痢疾二证,病位皆属肠。下利一证,实则阳明,虚则太阴,大致有实热与虚寒两端。在预后上,若见手足厥冷、下利清谷、脉微欲绝等,此为阳虚阴寒内盛之下利,预后多不佳;若见微热而渴、发热身汗、脉数等,此为阳气来复,预后较好。《金匮》下利篇,共列九方,大致分为两类:① 实热证,有"下利,三部脉皆平,按之心下坚者,急下之,宜大承气汤""下利,脉迟而滑者,实也,利未欲止,急下之,宜大承气汤""下利,脉反滑者,当有所去,下乃愈,宜大承气汤""下利已差,至其年月日时复发者,以病不尽故也,当下之,宜大承气汤""下利谵语者,有燥屎也,小承气汤主之",此为热结旁流,通因通用之法,用承气汤通腑泄热;有"热利下重"之白头翁汤;有下利兼呕、寒热错杂之黄芩加半夏生姜汤;有"下利肺痛"之紫参汤,此条肺痛,或作"肠痛""腹痛"解,更为合宜,而紫参《本经》"味苦寒,主心腹积聚,寒热邪气,通九窍,利大小便,一名牡蒙",有清热解毒止利之功。② 虚寒证,有"下利腹胀满,身体疼痛者,先温其里"之四逆汤,甚者"下利清谷,里寒外热,汗出而厥"之通脉四逆汤;有"下利便脓血"之桃花汤;有虚寒气利之诃梨勒散。仲景更列下利后余热内扰、虚烦懊侬之栀子豉汤,清热除烦。《金匮》本篇下利,无论是实热还是虚寒,皆可与《伤寒论》阳明篇、太阴篇、少阴篇诸多下利条文互参,临证方能随证选用。

疮痈肠痈浸淫病脉证并治第十八

【原文】

（1）诸浮数脉，应当发热，而反洒淅恶寒，若有痛处，当发其痈。

（2）师曰：诸痈肿，欲知有脓无脓，以手掩肿上，热者为有脓，不热者为无脓。

（3）肠痈之为病，其身甲错，腹皮急，按之濡，如肿状，腹无积聚，身无热，脉数，此为腹内有痈脓，薏苡附子败酱散主之。

薏苡附子败酱散方

薏苡仁十分　附子二分　败酱五分

上三味，杵为末，取方寸匕，以水二升，煎减半，顿服(小便当下)。

（4）肠痈者，少腹肿痞，按之即痛如淋，小便自调，时时发热，自汗出，复恶寒。其脉迟紧者，脓未成，可下之，当有血。脉洪数者，脓已成，不可下也。大黄牡丹汤主之。

大黄牡丹汤方

大黄四两　牡丹一两　桃仁五十枚　瓜子半升　芒消三合

上五味，以水六升，煮取一升，去滓，内芒消，再煎沸，顿服之。有脓当下，如无脓，当下血。

（5）问曰：寸口脉浮微而涩，然当亡血，若汗出；设不汗者云何？答曰：若身有疮，被刀斧所伤，亡血故也。

（6）病金疮，王不留行散主之。

王不留行散方

王不留行十分，八月八日采　蒴藋细叶十分，七月七日采　桑东南根白皮十分，三月三日采　甘草十八分　川椒三分，除目及闭口，去汗　黄芩二分　干姜二分　芍药　厚朴各二分

上九味，桑根皮以上三味烧灰存性，勿令灰过，各别杵筛，合治之为散，服方寸匕。小疮即粉之，大疮但服之，产后亦可服。如风寒，桑东根勿取之。前三物，皆阴干百日。

排脓散方

枳实十六枚　芍药六分　桔梗二分

上三味，杵为散，取鸡子黄一枚，以药散与鸡黄相等，揉和令相得，饮和服之，日一服。

排脓汤方

甘草二两　桔梗三两　生姜一两　大枣十枚

上四味，以水三升，煮取一升，温服五合，日再服。

（7）浸淫疮，从口流向四肢者可治，从四肢流来入口者不可治。

（8）浸淫疮，黄连粉主之(方未见)。

金匮杂记

秦伯未

浸淫疮，黄连粉主之，后人以其方脱简，多数忽略。余治湿疮痒痛，时流脂水者，用黄连一味，研末敷之，取效极速，远非市间疡医通用之皮脂散解毒丹等所及，因知仲景此方为外治法，其方或仅黄连一味。

（《中医世界》1930年12月）

生生琐语(肠痈)

许半龙[1]

肠痈为病,小腹重,按之则痛,小便如淋,时时汗出,复恶寒,身皮甲错,腹皮急。如肿甚者,腹胀大,转侧有水声,则脓已成也。凡大便坠胀,屈右足者,大肠痈也;小溲涩滞,屈左足者,小肠痈也。盖生于肠内者,必屈其足,而生于肠外者,皆不屈足也。治法,脉迟紧者,未有脓也,宜大黄汤下之(牡丹皮、瓜蒌仁、桃仁、大黄、芒硝);脉细不敢下者,活血散瘀汤和利之(川芎、归尾、赤芍、苏木、丹皮、枳壳、桃仁、瓜蒌仁、槟榔、大黄);脉洪数者,已有脓也,用无择薏苡仁汤排之(薏苡仁、瓜蒌仁、桃仁、丹皮);少腹疼痛,小便不利,脓壅滞也,用牡丹皮散主之(丹皮、人参、天麻、白茯苓、黄芪、木香、当归、桃仁、川芎、官桂、苡仁、甘草、白芷);若久积阴冷所成者,宜用温热之剂,以温发之,《金匮》之用附子苡仁败酱散(附子、败酱草、薏苡仁);脓已出尽,气血虚者,宜用八珍汤,加黄芪、肉桂、丹皮、北五味,敛而补之;若口渴舌绛,身热,脉洪数,大小便闭涩,宜益阴润肠,如生洋参、麦冬、小生地、赤芍、银花、归尾、瓜蒌仁、桃仁、苡仁、牛膝、木通、生草等;热未退,加生石膏、白薇、金汁、花露;体实者,硝黄润肠丸,更衣丸皆可服。大忌燥剂。

孙妇患肠痈,始则少腹有似奔豚,上冲胃脘,后聚少腹,拒按而热,小便淋沥,大便不通,脉沉,外贴散膏,内服青皮、延胡、木通、木香、桃仁、蒌仁、苡仁、枳实、赤芍、当归、川芎、佛手。二剂后,脓从小便出,大便仍不解,加生地、丹皮、白芷,不应,用川芎、当归、木通、木香、丹皮、蒌仁、苡仁、生地、广皮、银花、钩勾、香附、赤芍、砂仁,服后痛缓。食进后,又中脘作胀,饮食虽知甘美,未能加餐,用沉香、厚朴、麦芽等无效,拟苏梗、郁金、苡仁、厚朴、川芎、赤芍、橘红、枳壳、甘草、钩勾、香附、砂仁,大效。

---

[1] 许半龙(1898—1939):名观曾,江苏吴江(今属苏州)人。因家学渊源而从医,擅长中医外科、喉科,曾在上海中国医学院任教。著有《内经研究之历程考略》《中医诊断学大纲》《外科学大纲》《药簌启秘》等。

姜妇，产后二朝，恶露遽止，瘀留于内，乃病肠痈。寒热腹痛，饮食不进，精神亦渐衰惫，犹幸瘀溃为脓，从下输泄。予断为败血流经，积瘀成毒。该妇下体，兼之疮疖蔓延，总由瘀阻经络，则营卫失其循行之度而热腐，与疡科聚毒发热者有别。诊脉弦中略带数象，用化瘀调血法，刘寄奴、当归尾、丹皮、枳壳、花粉、郁金、甘草节、泽兰、苡仁、冬瓜子，服三剂。已成脓者渐清，未成脓者渐消。

曹右，患肠蕈，按之则坚，推之则移，月事以时下，腹胀不减。《经》曰：寒气客于肠外，与卫气相搏，气不得荣，因有所系，癖而内着，恶气乃起，瘜肉乃生。始如鸡卵，成如怀子状者是也。逍遥散去甘，加香附、泽兰、青皮、米仁、丹皮，四剂而愈。

肠痈体虚，不能下脓，用生大黄一两，葱一握煮水，入脚桶内熏之，用单被裹紧，不令外泄。即下脓，未下脓前，方用人参八分，炒大生地四钱，赤芍二钱，牛膝一两，红花一钱，木通一钱，赤豆二合，煎服。

【编者按】

本篇论述疮痈、肠痈、浸淫诸病证治，皆属外科范畴，故合为一篇。而浸淫病论述简单，有方无证，方也不全，故仅作参考。因此本篇对肠痈、疮痈辨证论治最为详细，其方药仍广泛用于当今，且疗效甚佳，故历代诸家皆有论述。

"诸痈肿，欲知有脓无脓，以手掩肿上，热者为有脓，不热者为无脓"一条，开创外科辨脓成与否之先河，陈实功《外科正宗》云："轻按热甚便痛者，有脓且浅且稠；重按微热方痛者，有脓且深且稀。按之陷而不起者，脓未成；按之软而复起者，脓已成。"外科诊病，每多用手诊切肤，有一摸二看之说，此条"以手掩肿上"数字，已得其首要。

肠痈一证，仲景所列二方。薏苡附子败酱散，治"其身甲错，腹皮急，按之濡，如肿状，腹无积聚，身无热，脉数"，虽用薏苡、败酱草清热祛瘀排脓，然用附子一味，《本经》附子味辛温，主血瘕，可知此条为肠痈化脓而属寒者，或为当今慢性阑尾炎一路。而大黄牡丹汤，原文"脉迟紧者，脓未成，可下之，当有血。脉洪数者,脓已成,不可下也",疑错简。脉迟紧,脓未成者,不可下;若脉洪数,脓已成者,此当下之,可用大黄牡丹汤,此治肠痈化脓而属实热者,或为当今急性化脓性阑尾炎一路。

桔梗散、桔梗汤方,皆有方无证,而《千金》《外台》亦不载之,或有脱简。然此二方,可治内痈,而两方并用桔梗,可知桔梗为治内痈之要药也。《本经》"桔梗味辛微温,主胸胁痛如刀刺",《大明本草》言桔梗排脓。排脓散方,为枳实芍药散加桔梗,枳实芍药散方后亦云"并主痈脓,以麦粥下之",主妇人产后腹痛,故三药共奏排脓祛瘀止痛之功。

王不留行散,治金创刀伤,为早期之外伤用药,本方既可内服,又可外用,与今之云南白药内服外用有异曲同工之妙。本方活血祛瘀,行气化滞,有生肌收口之效。方中厚朴一味,殿于最末,后人鲜知其用,查《本经》厚朴一味,主"气血痹,死肌"数字赫然在列,而如意金黄膏亦用厚朴,可知厚朴亦可用于外科金创刀伤痈肿等病。

趺蹶手指臂肿转筋阴狐疝蛔虫病脉证治第十九

【原文】

（1）师曰：病趺蹶，其人但能前，不能却，刺腨入二寸，此太阳经伤也。

（2）病人常以手指臂肿动，此人身体瞤瞤者，藜芦甘草汤主之。

藜芦甘草汤方（未见）

（3）转筋之为病，其人臂脚直，脉上下行，微弦，转筋入腹者，鸡屎白散主之。

鸡屎白散方

鸡屎白

上一味为散，取方寸匕，以水六合和，温服。

（4）阴狐疝气者，偏有小大，时时上下，蜘蛛散主之。

蜘蛛散方

蜘蛛十四枚，熬焦　桂枝半两

上二味为散，取八分一匕，饮和服，日再服。蜜丸亦可。

（5）问曰：病腹痛有虫，其脉何以别之？师曰：腹中痛，其脉当沉，若弦，反洪大，故有蛔虫。

（6）蛔虫之为病，令人吐涎心痛，发作有时，毒药不止，甘草粉蜜汤主之。

甘草粉蜜汤方

甘草二两　粉一两　蜜四两

上三味,以水三升,先煮甘草取二升,去滓,内粉、蜜,搅令和,煎如薄粥,温服一升,差即止。

(7) 蛔厥者,当吐蛔,令病者静而复时烦,此为脏寒,蛔上入膈,故烦,须臾复止,得食而呕,又烦者,蛔闻食臭出,其人常自吐蛔。

(8) 蛔厥者,乌梅丸主之。

乌梅丸方

乌梅三百枚　细辛六两　干姜十两　黄连一斤　当归四两　附子六两,炮　川椒四两,去汗　桂枝六两　人参六两　黄柏六两

上十味,异捣筛,合治之,以苦酒渍乌梅一宿,去核,蒸之五升米下,饭熟捣成泥,和药令相得,内臼中,与蜜杵二千下,丸如梧子大,先食饮服十丸,日三服,稍加至二十丸。禁生冷滑臭等食。

蜘蛛与桂治狐疝之研究

王　炽

《金匮》"阴狐疝气者,偏有大小,时时上下,蜘蛛散主之"一节,注称蜘蛛性阴而厉,可定幽暗之风,其功在壳,能泄下焦结气,桂性辛温入肝,专散沉阴结疝,并引《内经》"厥阴滑为狐疝风"云云。诚以人之睾丸与少腹,原属厥阴肝脉所系,风木内动,当然有曲直之变形,书云木曰曲直是也。故肝脉有时曲缩,则睾丸上收而疝退;肝脉有时直伸,则睾丸下坠而疝发。所谓时时上下者,即风木曲直之性也。风木之性,既能曲直,即能作酸入身,酸质太多,则生种种病证。如食物不化,心嘈吐酸,是胃中之酸质太多也;痛风、风湿、砂淋等,是血中之酸质太多也;又如瘰疬结核并各种皮肤病,皆因酸质太多所致,均宜用碱类药治之。因碱质易在水中消化,与水及酸质有极大受力,酸遇碱则失其毒性,或化合而为中性,则于人身无何等妨害。今考《本草纲目》,蜘蛛不言何味,只言微寒有毒,盖以其物不便于尝也。主治大人小儿癀(即癞疝),蜈蚣蜂蝎螫人,取置咬处吸其毒,并敷蛇虺咬伤及一切恶疮。

世俗咸以蜘蛛有毒而又制毒，是谓以毒攻毒，殊不知蜈蚣蜂蝎之螫人，全恃其酸毒以为刺激。蜘蛛善吸其毒，可见蜘蛛身内即有碱质，能与酸质化合，而遂消灭其毒也。然则狐疝一证，陈注以为有狐臭臊气，臊气即酸气，皆水之气也，即其以碱灭酸之理也。本草虽未言其味，而其性不大可明乎？至于桂之治疝，专取其直入下焦，破阴散结，故《金匮》原文用桂枝，陈注以为不如肉桂力大。盖桂之为物，其性能使木枯，削桂为钉，钉入树内，则其树死，可知桂能枯木，即能平肝，治疝是其特长，此其一；疝为风木内动，《经》曰"风淫于内，治以辛凉"，桂性本辛，合以蜘蛛之微寒，适成辛凉之性，用以平肝定风，妙合无比，此其二；桂以产于海南、交趾等处为最良，按化学，凡海边地之植物，内多含碱类质，碱质味辛，而桂亦味辛，桂性专于下达，尤足证明其碱性，治疝仍是以碱灭酸，此其三。综观以上三因，及蜘蛛之性，可知治疝专在平肝定风，使风木酸化之毒都归消灭，自然病愈而不复发。用蛛、桂治疝如是，即不用蛛、桂而以他方施治，其用药之理性，亦不能出此范围，故不可不研究也。

附蜘蛛散之用法：

（一）蜘蛛种类甚多，大小颜色不一，皆有毒。凡大身有刺毛及五色，或身过薄小者，皆不能用；惟身小尻大，腹内有仓黄汁，腹色深灰，常结圆网于空中者，乃可采用。用时去足炙焦研末，合桂服之。如用吸各毒，则取活者；用敷各毒，则宜生捣膏贴。

（二）《金匮》蜘蛛散，用蜘蛛十四枚熬焦，桂枝半两，二味为散，取八分一匕，饮和服，日再，蜜丸亦可。今依陈注改用肉桂，亦必顶上紫油者方能生效，若用桂枝，绝不能生效，盖今时所用之桂枝，全非古之桂枝可比也。至桂之用量，依王氏权度考法折合，半两折今之四分不足，即三分八厘强也，服八分，折合今之六厘强，日三次，空心白饮下。

【编者按】

本篇论述趺蹶、手指臂肿、转筋、阴狐疝、蛔虫五种病证的证治，然重点在于蛔虫与转筋二病。

蛔虫病,因古人饮水多自井水、河水,卫生条件较差,故为常见病之一。仲景以"腹中痛,其脉当沉,若弦,反洪大"为鉴别,此为省文,仍当结合后世论述补充,如口吐清水、多涎唾、心腹痛发作无时、唇舌上白花斑、面部虫斑、睡中龂齿、喜食异物等,始可确诊。仲景所列二方,乌梅丸二条,同出于《伤寒论》厥阴篇第338条,全方寒、热并进,酸、苦、甘、辛诸味齐全,为统治一切虫病之主方,亦为后世开启寒热并用之法。乌梅丸现今临床应用广泛,已不局限于蛔虫病,凡辨证为上热下寒或寒热错杂之证,均可异病同治。甘草粉蜜汤,用粉一味,丹波元简以为米粉,似为不妥;尤在泾注为"铅白粉",其云:"白粉即铅白粉,能杀三虫,而杂于甘草、白蜜之中,诱使虫食,甘味既尽,毒性旋发,而虫患乃除,此医药之变诈也。"赵以德注作"胡粉",其云:"蛔喜甘,故用甘草、蜜之甘,随所欲而攻之。胡粉甘寒,主杀三虫。蛔得甘则头向上而喜食,食之即死,此反佐以取之也。"尤、赵二家之说可参。

转筋多见于下肢,俗称膀牵筋、脚抽筋也,发则拘挛作痛,甚则两足挛急,牵引少腹作痛,称之为转筋入腹。鸡屎白一味,《别录》"微寒,破石淋及转筋,利小便",《素问》用鸡矢醴以治"心腹满,旦食则不能暮食"之臌胀。后世王孟英用蚕矢治热性霍乱转筋,乃受本方启发。热霍乱,体液脱失过多而转筋,宜用王孟英蚕矢汤;寒性霍乱,上吐下泻,体液脱失过多,阳气亡失,不能煦养筋脉而转筋,可用通脉四逆汤、白通汤等治疗。

妇人妊娠病脉证并治第二十

【原文】

(1) 师曰：妇人得平脉，阴脉小弱，其人渴，不能食，无寒热，名妊娠，桂枝汤主之(方见下利中)。于法六十日当有此证，设有医治逆者，却一月加吐下者，则绝之。

(2) 妇人宿有癥病，经断未及三月，而得漏下不止，胎动在脐上者，为癥痼害。妊娠六月动者，前三月经水利时，胎也。下血者，后断三月衃也。所以血不止者，其癥不去故也，当下其癥，桂枝茯苓丸主之。

桂枝茯苓丸方

桂枝　茯苓　牡丹去心　桃仁去皮尖,熬　芍药各等分

上五味，末之，炼蜜和丸，如兔屎大，每日食前服一丸。不治，加至三丸。

(3) 妇人怀娠六七月，脉弦发热，其胎愈胀，腹痛恶寒者，少腹如扇，所以然者，子脏开故也，当以附子汤温其脏(方未见)。

(4) 师曰：妇人有漏下者，有半产后因续下血都不绝者，有妊娠下血者。假令妊娠腹中痛，为胞阻，胶艾汤主之。

芎归胶艾汤方(一方加干姜一两。胡氏治妇人胞动，无干姜)

芎䓖二两　阿胶二两　甘草二两　艾叶三两　当归三两　芍药四两　干地黄四两

上七味，以水五升，清酒三升，合煮取三升，去滓，内胶令消尽，温服一升，日三服。不差更作。

(5) 妇人怀妊，腹中㽲痛，当归芍药散主之。

蛔虫病,因古人饮水多自井水、河水,卫生条件较差,故为常见病之一。仲景以"腹中痛,其脉当沉,若弦,反洪大"为鉴别,此为省文,仍当结合后世论述补充,如口吐清水、多涎唾、心腹痛发作无时、唇舌上白花斑、面部虫斑、睡中龂齿、喜食异物等,始可确诊。仲景所列二方,乌梅丸二条,同出于《伤寒论》厥阴篇第338条,全方寒、热并进,酸、苦、甘、辛诸味齐全,为统治一切虫病之主方,亦为后世开启寒热并用之法。乌梅丸现今临床应用广泛,已不局限于蛔虫病,凡辨证为上热下寒或寒热错杂之证,均可异病同治。甘草粉蜜汤,用粉一味,丹波元简以为米粉,似为不妥;尤在泾注为"铅白粉",其云:"白粉即铅白粉,能杀三虫,而杂于甘草、白蜜之中,诱使虫食,甘味既尽,毒性旋发,而虫患乃除,此医药之变诈也。"赵以德注作"胡粉",其云:"蛔喜甘,故用甘草、蜜之甘,随所欲而攻之。胡粉甘寒,主杀三虫。蛔得甘则头向上而喜食,食之即死,此反佐以取之也。"尤、赵二家之说可参。

转筋多见于下肢,俗称膀牵筋、脚抽筋也,发则拘挛作痛,甚则两足挛急,牵引少腹作痛,称之为转筋入腹。鸡屎白一味,《别录》"微寒,破石淋及转筋,利小便",《素问》用鸡矢醴以治"心腹满,旦食则不能暮食"之臌胀。后世王孟英用蚕矢治热性霍乱转筋,乃受本方启发。热霍乱,体液脱失过多而转筋,宜用王孟英蚕矢汤;寒性霍乱,上吐下泻,体液脱失过多,阳气亡失,不能熙养筋脉而转筋,可用通脉四逆汤、白通汤等治疗。

妇人妊娠病脉证并治第二十

【原文】

(1) 师曰：妇人得平脉，阴脉小弱，其人渴，不能食，无寒热，名妊娠，桂枝汤主之(方见下利中)。于法六十日当有此证，设有医治逆者，却一月加吐下者，则绝之。

(2) 妇人宿有癥病，经断未及三月，而得漏下不止，胎动在脐上者，为癥痼害。妊娠六月动者，前三月经水利时，胎也。下血者，后断三月衃也。所以血不止者，其癥不去故也，当下其癥，桂枝茯苓丸主之。

桂枝茯苓丸方

桂枝　茯苓　牡丹去心　桃仁去皮尖,熬　芍药各等分

上五味，末之，炼蜜和丸，如兔屎大，每日食前服一丸。不治，加至三丸。

(3) 妇人怀娠六七月，脉弦发热，其胎愈胀，腹痛恶寒者，少腹如扇，所以然者，子脏开故也，当以附子汤温其脏(方未见)。

(4) 师曰：妇人有漏下者，有半产后因续下血都不绝者，有妊娠下血者。假令妊娠腹中痛，为胞阻，胶艾汤主之。

芎归胶艾汤方(一方加干姜一两。胡氏治妇人胞动，无干姜)

芎䓖二两　阿胶二两　甘草二两　艾叶三两　当归三两　芍药四两　干地黄四两

上七味，以水五升，清酒三升，合煮取三升，去滓，内胶令消尽，温服一升，日三服。不差更作。

(5) 妇人怀妊，腹中㽲痛，当归芍药散主之。

当归芍药散方

当归三两　芍药一斤　茯苓四两　白术四两　泽泻半斤　芎䓖半斤,一作三两

上六味,杵为散,取方寸匕,酒和,日三服。

(6) 妊娠呕吐不止,干姜人参半夏丸主之。

干姜人参半夏丸方

干姜一两　人参一两　半夏二两

上三味,末之,以生姜汁糊为丸,如梧子大,饮服十丸,日三服。

(7) 妊娠小便难,饮食如故,归母苦参丸主之。

当归贝母苦参丸方(男子加滑石半两)

当归　贝母　苦参各四两

上三味,末之,炼蜜丸如小豆大,饮服三丸,加至十丸。

(8) 妊娠有水气,身重,小便不利,洒淅恶寒,起即头眩,葵子茯苓散主之。

葵子茯苓散方

葵子一斤　茯苓三两

上二味,杵为散,饮服方寸匕,日三服。小便利则愈。

(9) 妇人妊娠,宜常服当归散主之。

当归散方

当归　黄芩　芍药　芎䓖各一斤　白术半斤

上五味,杵为散,酒饮服方寸匕,日再服。妊娠常服,即易产胎无苦疾,产后百病悉主之。

(10) 妊娠养胎,白术散主之。

白术散方(见《外台》)

白术四分　芎䓖四分　蜀椒三分,去汗　牡蛎二分

上四味,杵为散,酒服一钱匕,日三服,夜一服。但苦痛,加芍药;心下毒痛,倍加芎䓖;心烦吐痛,不能食饮,加细辛一两,半夏大者二十枚。服之后,更以醋浆水服之;若呕,以醋浆水服之复不解者,小麦汁服之;已后渴者,大麦粥服之。病虽愈,服之勿置。

(11) 妇人伤胎,怀身腹满,不得小便,从腰以下重,如有水气状,怀身七

月,太阴当养不养,此心气实,当刺泻劳宫及关元,小便微利则愈(见《玉函》)。

金匮杂记

秦伯未

芎归胶艾汤方,释者皆谓治胞阻证,焉知仲景所举之有漏下者,有半产后因续下血不绝者,有妊娠下血者,皆以此方主之。所以然者,妇人经水淋沥,及胎产前后下血不止,皆冲任脉虚而阴气不能守也,惟此方能补而固之。

当归散一方,用归、芎、芍、芩、术,妇人妊娠常服最妙。今人只宗丹溪,以芩、术为安胎要药,不知胎赖血养,热因虚血而起,必以养血为主,芩、术非能安胎,乃去其湿热,胎自安耳。

《内经》于妇人重身,谓有故无殒,仲景于怀妊呕结,用桂枝茯苓丸,一属理论,一属实验,可觇《内经》仲景书之一线相承。近人中有奉仲景而废《内经》者,其于仲景心法,实未梦见,著书课徒,皆杀人造孽而已,于医界何补!

(《中医世界》1930 年 12 月)

《金匮》妊娠释略

袁复初

传化之腑,言自然科学也,其治属《伤寒》方;奇恒之腑,言社会科学也,其治属《金匮》方。由今验之,外胚叶化脑髓与经隧,此从本之道也;内胚叶化肠胃与三焦,此从标之道也;中胚叶化骨脉胆女子胞,此从中之道也。《金匮》通先天易,在下以仁存心,在中以礼存心,在上以物为证。万物出乎震,其脉动于胸中,过腠理外呼吸;密乎巽,其脉入于胞中,通胞胎内呼吸。胆主骨所生病,通冬气于至道,此谓七日来复。三焦脉气通于喉,其声闻而知之;三焦脉气通于目,其色见而知之。(佛雏)

第一，妊娠。经隧通志意于骨髓，引月朔者太阴脉也，引月望者太阳脉也。病在阳者命曰风，通呼吸于腠理，桂枝汤主之；病在阴者命曰痹，通呼吸于胞胎，白术散主之。

第二，经隧。阴阳相薄而成物种，其行必由经隧。血脉不内行经隧者，桂枝茯苓丸主之；气脉不外达经隧者，当以附子汤温其脏；胃为之市，血气不和于经隧者，胶艾汤主之。

第三，胞胎。冲任通鬲肓外呼吸。冲脉为病，当归芍药散主之；任脉为病，干姜人参半夏丸主之。震一索而得男者冲脉，巽一索而得女者任脉也。冲任通胞胎内呼吸，引太阳于太阴，当归贝母苦参丸主之。

第四，揆度。揆度者，度病之浅深也。深者通三焦于胞中，此足太阴所行也，葵子茯苓散主之；浅者通三焦于胸中，此手太阴所行也，宜常服常归散主之。足太阴行津液于三焦，故曰致役乎坤；手太阴消息于三焦，故曰说言乎兑。

（《医学杂志》1936年12月）

《金匮》千金释谜

袁复初

数往者顺，言自然科学也，其气通于五脏，其治属《伤寒》方；知来者逆，言社会科学也，其德禀于五脏，其治属《金匮》方。《金匮》千金，错综七十二候，以先天易言德，以后天易言气。由今验之，外胚叶化脑髓与经隧，此道德（教）之本也；内胚叶化肠胃与三焦，此寿命（养）之本也；中胚叶化骨脉胆女子胞，此人事之本也。妊娠一月始胚，大如雀卵，其气通女子胞，其脉由云中通消息；二月始膏，大如鸡卵，其气通胆，其脉由月中通消息。（桐江佛雏）

第一，妊娠。经隧通志意于骨髓，引月朔者太阴脉也，命曰脏德；引月望者太阳脉也，命曰脏气。万物出乎震，其脉动于胸中，通腠理外呼吸；齐乎巽，其脉入于胞中，通母子内呼吸。病在阳者命曰风，其脉结于命门，桂枝汤主之；病在阴者命曰痹，其脉根于至阴，白术散主之。

第二，奇恒。阴阳相薄而成物种，通脉气于骨空，命其卦曰乾卦，命其病曰奇病，奇恒者言奇病也。血脉不内行经隧者，桂枝茯苓丸主之；气脉不外达经隧者，当以附子汤温其脏；胃为之市，血气不和于经隧者，胶艾汤主之。其脉为督为肾为胃，其卦为乾为坎为艮。

第三，胞胎。震一索而得男者冲脉也，巽一索而女者任脉也，冲任通胞育外呼吸。冲脉为病，当归芍药散主之；任脉为病，干姜人参半夏丸主之。冲任通胞胎内呼吸，引太阳于太阴，当归贝母苦参丸主之。太阳结于命门，故曰相见乎离，又曰妇人手少阴动甚者妊子也。

第四，揆度。揆度者，度病之浅深也，取决于胆。胆主骨所生病，通冬气于至道，此谓七日来复。深者通三焦于胞中，此足太阴所行也，葵子茯苓散主之；浅者通三焦于胸中，此手太阴所行也，宜常服当归散主之。足太阴行津液于三焦，故曰致役乎坤；手太阴通消息于三焦，故曰说言乎兑。三焦之气通于喉，其声闻而知之；三焦之气通于目，其色闻而知之。

第五，人事。揆度事也，其变化在内卦，其行由经隧通脑髓；奇怪事也，其变化在外卦，其行由三焦通肠胃。外卦寿命月中，其尊在齿；内卦疑命地中，其尊在德。天为阳，地为阴，言揆度之本也；日为阳，月为阴，言奇恒本也；男为阳，女为阴，言人事之本也。妊娠一月二月，言揆度也，此谓以仁存心；三月四月，言奇恒也，此谓以礼存心。

（《医学杂志》1936年12月）

《金匮》妊娠篇第一条之管见

江浦清

中医之道至难，学者须具神而明之之天资，善于变通。而中医书籍汗牛充栋，其用意精深者颇多，而偏侧者亦复不少，尤以黄帝之《灵》《素》，对于经络脏腑以及治病之法，极为详尽，惟治法针灸，用药石者极少，而制方之法已届详细。至伊尹而汤液始兴,是故汉时仲景作《伤寒》《金匮》等书,重用汤液而稍佐以针灸之法,其药性遵《神农》而制方遵《内经》,君、臣、佐、使、寒、热、温、凉,丝毫不苟,其治病则百发百中,如桴鼓之相应,虽亦有一二偏侧不备之处,而不若后世诸贤之甚。然仲景之书文意深邃,作法短简,以致后世诸家注释,各说一理,后人则莫宗一是,滋惑反甚。今就《金匮》妊娠篇第一条言之,其原文曰:"师曰:妇人得平脉,阴脉小弱,其人渴,不能食,无寒热也,名曰妊娠,桂枝汤主之。于法六十日当有此证,设有医治逆者,却一月加吐下者,则绝之。"古人释意各一,近人释者附以己意而辨驳之,疑其有阙文,其云如妊娠本非病,何以桂枝汤主之?既用桂枝汤何以无寒热?及妊娠二月间此证殊不多见。最后"绝之"二字,有谓绝其病根,有谓绝其妊娠,有谓乃绝其医治。而绝其医治为训病家之言,《金匮》为训医家之书,似又不当。愚意以上诸说皆非,略呈数言,未知高明者以为然否。夫平者常也,妇人得平常之脉,知其脉不病也。关后为阴,以妇人初得胎之时,其营血以养胎而骤少,故阴脉小弱矣。营血少则不能与卫气相调,卫阳独自上冲而为呕吐不能食,血虚则阳旺而口渴,此即恶阻也。无外感则无寒热,桂枝汤者《伤寒》太阳病,头痛发热汗出,用此以解肌,今既无寒热,其无外邪可知,何得用此解肌之剂,而不知仲景之用意神出鬼没。观乎《神农本经》言桂枝主治上气咳逆,结气吐吸,补中益气,李时珍谓其解肌调营卫,芍药具敛降之性,和血脉,退热安胎,能入血海,二味同用则有桂枝之调和营卫,芍药之养营配卫,藉其敛降之性,使卫阳不得上冲,再加甘草、生姜、大枣之降逆和胃,口渴并呕吐不能食之证除矣。此证于受孕后六十日当有,为平常之证而非异常之病矣。此时阴脉虽已呈小弱之象,但究难于确定,乃至三月之时,方得有切确之断定,以二月之时胎儿之体积尚小,体重不大,及至三月,则胎已有鹅卵大小,胎长已而重已克,腹部渐膨,且脉诀云"三月之胎,滑疾而散",《内经》云"阴搏阳别谓之有子",因三月养胎之营血渐充,致有滑疾之脉,此时有数项明证可推断矣。二月之时形迹未显,医者稍有粗心,势必误治,本为不须治而可痊之证,今误治而反伤其胎元,故流产之统计以第一月至第三月为最多。若误治而加吐下者,则不可一误再误,而重伤其胎,则绝其不予医治,亦当自愈也。至于绝其妊娠,则荒唐而且无稽之极。凡人之结伉俪,可以两大题包括之,一乃为永远宗族,二是解决性之问题,既结伉俪以渡,鱼水之欢,当然不免,其中除极少数之配偶,不能生育外,其他岂有不受孕者乎?如是则人皆独生主义者,不然若则须以种种非法之避孕药不使其受胎,将于国家民族具有莫大之影响,国可立亡,人种可即绝。孟子云:"不孝有三,无后为大。"以无嗣为不孝之首,仲景岂云是乎?此说不惟有乖天理,亦且为人情所不容。或谓绝其病根,而此病根即胎也,除下胎之法,或生产之后,其病根何能去之,此亦不过牵强敷衍之词。愚意此乃拒绝病者,不予医药,何以言之?因妊娠后之恶阻,为受孕之一种报告,新婚之妇初受孕之时,以未尝经验而以为病者众,既认其为病则必就医,若医者亦不知为受孕,妄投药石,无所顾忌,轻则伤胎,重则流产。且仲景鉴于其时之人,皆名利是务,一般庸医不求经旨,以人命为儿戏,深为痛惜,作是语以戒医家也。愚意如是,高明者以为如何,并请不吝金玉,予以指教。

(《中医世界》1935 年 11 月)

《金匮要略》妇人妊娠病篇第二节释义

高思潜

《金匮》此节,颇费辞解,先儒解释,皆以为经断即是受孕,胎动真为胎动。然按之实际,癥痼既阻害于中,何得安然受孕?且胎仅三月,亦无动在脐上之理也。余尝细绎其文义,乃知此节,完全为胎证对戡之文,盖仲景恐人误癥为胎,误胎为癥,故两两比较之,既借癥以明胎,即因胎而识癥,其丁宁示人之意,至深切矣。至本节文字,当分三段,今逐段释之,如次:

(一)妇人宿有癥病,经断未及三月,而得漏下不止,胎动在脐上者,此为癥痼害。

癥为子宫之病,由于瘀血停留,郁结成块所致,既久而称宿病,则经水或前或后，或闭或通，原为常事，此其经断未及三月，而复漏下不止也。云胎动者，非胎动也，乃癥动也。癥在脐上，故动亦在脐上。若为胎动，则三月之胎，应在脐下，动亦应在脐下也。既属癥动，而曰胎动者，以其动之异常，有似乎胎也，故曰此为癥痼害，明其非胎矣。此以胎动应在脐下，戡出动在脐上者，乃癥而非胎，为第一段。

（二）胎六月动者，前三月经水利时，胎也。

《浅注》释此段最善，其言曰：断经原有胎与瘀之异，若欲知其的证，必由今之三月，上逆前之三月，统共以六月为准。若妊六月动者，问而知其前三月经水顺利应时，而无前后差，其经断，即可必其为胎也。此以断经前经水顺利者为胎，戡出宿有癥病而经断者，为非胎，为第二段。

（三）下血者，后断三月瘀也。所以血不止者，其证不去故也，当下其证，桂枝茯苓丸主之。

妊娠下血，本属例外，不恒见也。如以前三月，因宿有癥病而经不顺利，则今之经断后复漏下不止者，要为后断三月中所积之瘀，而非胎，固昭昭甚明也。此上承第一段而说明其理，以与第二段对戡，为第三段。

（《中医杂志》1923年11月）

读《金匮玉函经》桂枝茯苓丸证书后

叶 蓁[①]

《金匮》云："妇人宿有癥病，经断未及三月，而得漏下不止，动在脉上者，为癥痼害。妊娠六月动者，前三月经水利时胎也。下血者，后断三月瘀也。所以血不止者，其证不去故也，当下其癥，桂枝茯苓丸主之。"（依赵刻本原文）

蓁读书至此，喟然而叹曰：从前学者，缺乏创造思想，凡见古人所作，常

---

① 叶蓁（生卒年不详）：广东文史馆研究员翁辉东之妻，毕业于上海神州医药专门学校，师从陆渊雷，工诗词。

守述而不作之义，每于断简残篇中，妄事推测古人之意。明知是证条文实有脱衍，句读不成，在有识者，苟非从新创制，亦须排除繁芜。无如诸家注解，众说纷纭，如丹波元简之《金匮辑义》、尤怡之《金匮心典》、汤本右卫门之《皇汉医学》以及东洞《全书》，家自为说，言人人殊，诚无一当。蓁意以为最可参证者，要不离乎真，而莫违于理，汤本氏之说，其庶几乎。虽然，汤本氏所云，妇人宿有癥病，经断未及三月，而得漏下不止，胎动在脐上者，为癥痼，害妊娠，所以血不止者，其证不去故也，当下其证，桂枝茯苓丸主之。汤本氏大着胆子，纠谬就正，何等爽快！拘泥之徒，每以武断病之。鄙意是条若依原文解释，妇人既宿有癥病，何能安然受孕？于理不通，甚为明显。若果能安危受孕，则必须依《脉经》所说，无"宿有癥病"四字可耳。兹体会是条证候，证以西医，其即为子宫外孕之病欤！

子宫外孕，乃孕卵在达子宫之途次，遇有任何窒碍，则沉于其处而生长，如孕于输卵管、卵巢或腹膜等处，皆名曰子宫外孕。子宫外孕之起因，或由月经愆期，或由输卵管发炎，或其比邻之结缔组织发炎，或因其他，皆能致此。当卵发育时，盆器官皆变软，孕于何处，则是处组织亦随之变化而薄，易致破裂，且时现闪痛下血晕倒等状。在腹外诊察时，能摸得一硬块，有如癥痼。至三四个月之后，绕胚之组织破裂下血，胎既致死，其母亦危。若出血过多，易致虚脱。倘出血时受阻，则成结血胎块。

基上所述，正合本条所言癥痼害妊娠等证。盖本条所称癥痼，只言状况，不言病源。余以为经断未及三月而得漏下不止者，为癥痼，害妊娠云云，文虽脱衍，然细审其意，其即子宫外孕之证也。独是西医对于子宫外孕，鲜特效药，不过用科学之实验，可以确知病源之所在，以及病灶部位与形态，其尽治疗之能事，亦不过施以手术剖割而已。反观吾国诸家，审证是条，多未深究病源，只知为癥痼所侵害，而其主攻下也，则众说金同，所以用桂枝茯苓丸，实可见效，盖是方为攻癥养血之剂也。吾国医家，重药效不重病名，实与西医有异，即如癥痼名词，虽觉笼统，其实含有子宫病、卵巢病、输卵管病在内，吾国载籍向无子宫病等名词，只以简单名目赅括一切，此亦时代使然，无容深讳也。要之学者，如能澈知西医之病灶，施以中医之效药,则思过半矣。

附桂枝茯苓丸方

桂枝　茯苓　牡丹皮　桃仁_{去皮尖}　芍药_{各等分}

上五味末之,炼蜜和丸,如兔屎大,每日食前服一丸,不知加至三丸。但现今普通多用煎服。

(《神州国医学报》1933 年 2 月)

经 文 质 疑

丁秋碧[①]

读《金匮要略·妇人妊娠病》篇第二节,不禁致疑于千古注释家也。夫所谓注释家者,必其胸中有超人之识见,既不墨守古说,复不妄逞臆谈,即原文字句之间,亦必精研细究,期达于是而后已。吾观于本节注释,则穿凿附会者有之,拘泥不化者有之,求其言之成理,至当不移,盖未尝一睹,嗟乎!此吾中医之所以不振也。间尝潜心《金匮》,偶诵至本节,反复玩味,况乎其若有所得焉?则请先举原文,次标鄙意,以与海内诸魁硕一商榷之。

原文云:"妇人宿有癥病,经断未及三月,而得漏下不止,胎动在脐上者,此为癥痼害。胎六月动者,前三月经水利时,胎也。下血者,后断三月衃也。所以血不止者,其癥不去故也,当下其癥,桂枝茯苓丸主之。"

注云:此节论胎孕之变,非论其常。盖征诸古说,往往有已怀娠而经行如常者,或已濒产而犹按月行经,此实由于妇人血气过盛,子宫中之微丝血管,易于破裂,其与已结之胞胎,殊不相妨。至宿有癥病之妇怀娠,秋碧固尝诊其一二,考厥原因,盖癥块所在之处,固未尝妨及胞胎也。仲景之意若曰,妇人宿有癥病,其经水断时,距今未及三月,而得漏下不止,胎动在脐上者

---

① 丁秋碧(生卒年不详):本名宪祖,字绍斌,江苏泰县(今江苏泰州市姜堰区)人,精通中医内科,师承孟河医派,善诗词,创办《泰东卫生报》《铎报》《医药月刊》,为冷香吟社社员之一。

（三月之胎，即故动应在脐下），此为癥痼害。胎六月动者，胎已有六月，是故动在脐上，癥痼害胎，是故六月始动，在前三月经水利时，已有胎也，此为"癥痼害，胎六月动者"为一句，"前三月经水利时，胎也"为一句。下血者，后断三月所停留之瘀血，结成胁也，胁行而血当止，所以血行不止者，其宿癥不去故也，当下其癥。不可以其有胎，而不以药物下之，盖有病则病受之，理之常也。处以桂枝茯苓丸，丸为缓剂，且方中桂枝、茯苓、丹皮、芍药，皆属和卫调营之品，仅有桃仁为攻血专药，然味酸能敛阴，亦非峻品，不似下瘀血汤之猛烈。果非有胎，而仅为瘀血结成之证者，则当径以下瘀血汤下之也。管见如此，敢以质诸高明。

（《三三医报》1924年11月）

《金匮》妊娠篇子脏解

徐世长

本文曰："妇人怀妊六七月，脉弦发热，其胎愈胀，腹痛恶寒，少腹如扇，所以然者，子脏开故也，当以附子汤温其脏。"而各注解家，以为此"开"字，是因病致开，愚意窃谓不然。夫妇人怀孕六七月，脉弦发热者，因其人素为脏寒，其脉所以为弦也。前此之不发热者，因胎形尚微，而胎气未盛；今则胎已长成，胎气盛壮，胎阳之气鼓寒外出，内寒之气与表阳之气时争，故现发热恶寒之象。其小腹如扇者，因胞宫接近小腹，通身皆寒，独小腹得胎气之熏蒸而独热，因其独热，似乎觉寒如扇。其所以此病为者，实因子脏开之故也。子脏开者，因胎形已成，不久将产，应当开，而子气与母气同受谷味之时，非因病致开也。当开之时，子气热而母气寒，若不治其母气之寒，尤恐寒气逼入胎宫，使胎脱落，故用附子汤温其母气，使子母之气相同，则无半产之虞，此即为仲师之本旨。若误认为子脏开，以"开"字为病，而又用阖子脏之药，岂非失之过远乎？

（《医学杂志》1924年12月）

妊娠呕吐不止干姜人参半夏丸主之解

方 佗

呕者，有物有声之谓也；吐者，有物无声之谓也，二证本属阳明胃经。诚以胃为水谷之海，与咽相通；倘胃气一逆，上冲诸咽，则水谷必随之而上逆，是以物与声俱出。故凡呕吐之证，谓胃病而连及于他经则有之，若谓他经病而全不涉及阳明则不可矣。至于《金匮》之论妊娠呕吐不止者，此亦胃气上逆使然，若妊妇在二三月间而见此证，则名为恶阻也。然而胃气之所以逆，则或因于寒，或因于热，是以呕吐之病，又有寒热之分。因热则遇食而始呕吐，故食已即吐者，主以大黄甘草汤，降逆而泻热；因寒则不食而亦呕吐，故呕吐不止者，主以干姜人参半夏丸，健胃以祛寒，此为中土虚寒，痰饮停滞者，立一治法也。夫胃主受纳，脾主运化，此证脾胃气虚，健运失职，土不化水，则寒水从而蓄结，成为痰饮，停滞中州，窒碍气机，致胃气不能顺行于下，势必上逆而为呕吐，愈呕则胃气愈伤，气愈伤而愈逆，此所以呕吐不止也。方中用干姜以温运脾阳，半夏以除痰降逆，人参以补益中气，又用生姜糊为丸者，总取辛温之味，散寒饮而宣胃气之意耳。然何以用丸而不用汤耶？盖以妊妇而兼呕吐不止，则胃气损伤，何堪攻伐？故无取于汤性之荡涤，以求速效，宁取丸之缓缓以奏功，使胃气渐复，痰饮渐除，不致于胎元有损，斯则仲圣制方之微意也。或谓半夏为犯胎之品，此证又胡为用之哉？殊不知半夏虽属犯胎，而有病则病当之，故无忌也。且妊妇必藉土气以养胎，今脾胃虚寒，致于呕吐不止，无以温蒸腐化，生长气血，灌溉胎元，胎失所养，则或致损伤，得半夏以降逆和胃，虽云犯胎，而实足以安胎矣，况更助以人参之扶补元气耶？仲景之治病，有是证则用是药，而无禁忌。故葵子滑胎，而治妊娠有水气，则用葵子茯苓丸；附子堕胎，而治妊娠子脏开，则用附子汤，盖即《内经》所谓有故无殒之意耳。然则本证又何疑，于半夏之犯胎哉？

(《杏林医学月报》1933年6月)

妊娠呕吐不止干姜人参半夏丸主之释义

陈渔洲

《经》曰"治病必求其本",本者何？推究其受病之本源也。《金匮要略》"妊娠呕吐不止,干姜人参半夏丸主之"一节,是指孕妇胃气素弱,冲脉挟胞中之水以上干胃土而立言,乃注家并不深究其受病之本源,单就"呕吐"二字着想,或指为胃中虚寒,或指为胃中素有寒饮,殊不知此节之呕吐,因妊娠而得,与别呕吐不同。设使胃中虚寒,及胃中素有寒饮,则呕吐当在妊娠之先,不当在妊娠之后。仲师明言妊娠而后呕吐,则呕吐非尽由胃中虚寒,与胃家素有寒饮可知。考妇人之妊娠也,其胎寄居于胞室之中,胎之化育也,则存赖冲脉引胃中所化血液以滋养。盖冲为气街,其脉起于胞中,而上合于阳明,《经》云"冲脉隶属阳明",斯可证之。阳明之气,以下行为顺,今因有胎,则子宫收闭,子宫收闭,则冲气不能下泄,转而上逆,挟胞中之水,以上干胃土,则为痰水上溢,而呕吐作矣。及呕吐既多,则冲气愈逆,冲气愈逆,则胃气愈虚,胃气愈虚,则呕吐不止,呕吐不止,则非干姜人参半夏丸,不足以治之也。盖干姜、人参,温中土而固胎元,半夏、生姜,降冲逆而驱痰饮,冲气降,则水气自降,水气降,则胃土自安,胃土安,则呕吐自止矣。《经》云"有故无殒,亦无殒也",是方主半夏,不惟胎无殒,即妇亦无殒。其用丸而不用汤散者,用药之例,汤以荡之,散以散之,丸以缓之,诚以妊娠中虚之体,不能任汤散去病之迅速,以丸缓消患于无形,补正驱邪,两者兼顾,此仲师用药之深心也。彼泛言胃中虚寒,与胃中素有寒饮,而不思求病之本者,乌足以知此义也哉？

(《杏林医学月报》1935年12月)

【编者按】

本篇论述妊娠病的证治,包括妊娠呕吐、妊娠腹痛、妊娠下血、妊娠小便不利、妊娠水气等,还涵盖了妊娠诊断、妊娠与癥病的鉴别、安胎养胎等内容,其思想对后世妇科的发展有极大的影响。

妊娠恶阻呕吐,常见于妇人妊娠初中期,轻者可勿药,待四五个月亦自止,重者可自怀孕至分娩,时见呕吐不止,可与药物治疗。轻者,脾胃不和,营卫不调,用桂枝汤燮理阴阳,调和营卫;重者,脾胃虚弱,胃气上逆,用干姜人参半夏丸温中益气,降逆止呕。

妊娠腹痛,若阳虚寒凝所致"腹痛恶寒者,少腹如扇,所以然者,子脏开故也",用附子汤温其胞宫;若血虚下血而妊娠腹中痛,可用芎归胶艾汤,本方可治妇人经行崩漏、半产后下血不止、妊娠下血、胞阻妊娠腹中痛,非仅妊娠病也;若血虚水停所致"妇人怀妊,腹中㽲痛",则用当归芍药散养血活血利水。

妊娠下血,有虚实之别。实者,"经断未及三月,而得漏下不止,胎动在脐上者,为癥痼害",当下其癥,用桂枝茯苓丸;虚者,冲任不固,血虚寒凝,当温经止血,调理冲任,用芎归胶艾汤。

妊娠小便不利,血虚有热者,当归贝母苦参丸养血清热通淋,《本经》"贝母味辛平,主伤寒烦热,淋沥邪气""苦参味苦寒,主心腹结气,癥瘕积聚黄疸,溺有余沥,逐水",用此二药皆可治小便不利;水气内停者,葵子茯苓散利水消肿,《本经》"冬葵子味甘寒,主五脏六腑寒热羸瘦,五癃,利小便""茯苓,味甘平,主利小便"。

妊娠胎动不安,属血虚有热者,用当归散养血清热;脾虚寒湿者,用白术散健脾除湿,温中安胎。后世益气、养血、补肾、健脾、清热诸法均可随证选用。

自宋陈自明《妇人大全良方》载孕妇药忌歌后,历代医家奉为圭臬,然读《金匮》妊娠篇,桂枝汤用桂枝主补中益气,以治妊娠六十日之阴脉小弱也;干姜人参半夏丸用干姜温中,半夏下气,以治胎前恶阻之呕吐也;附子汤用附子专温子脏,以治少腹如扇之胎胀也;桂枝茯苓丸用桃仁消血瘀,牡丹除癥结,以治胎漏不止之癥痼害也。诸药《良方》忌之而仲景用之,以其皆无堕胎之专能也。不知《内经》所谓"有故无殒,亦无殒也",有病则病当之,无病则孕当之,临证选药,仍不当拘泥束缚。

妇人产后病脉证治第二十一

【原文】

（1）问曰：新产妇人有三病，一者病痉，二者病郁冒，三者大便难，何谓也？师曰：新产血虚，多汗出，喜中风，故令病痉；亡血复汗，寒多，故令郁冒；亡津液，胃燥，故大便难。

（2）产妇郁冒，其脉微弱，呕不能食，大便反坚，但头汗出。所以然者，血虚而厥，厥而必冒。冒家欲解，必大汗出。以血虚下厥，孤阳上出，故头汗出。所以产妇喜汗出者，亡阴血虚，阳气独盛，故当汗出，阴阳乃复。大便坚，呕不能食，小柴胡汤主之(方见呕吐中)。

（3）病解能食，七八日更发热者，此为胃实，大承气汤主之(方见痉中)。

（4）产后腹中疗痛，当归生姜羊肉汤主之，并治腹中寒疝，虚劳不足。

当归生姜羊肉汤方(见寒疝中)

（5）产后腹痛，烦满不得卧，枳实芍药散主之。

枳实芍药散方

枳实烧令黑，勿太过　芍药等分

上二味，杵为散，服方寸匕，日三服。并主痈脓，以麦粥下之。

（6）师曰：产妇腹痛，法当以枳实芍药散，假令不愈者，此为腹中有干血着脐下，宜下瘀血汤主之；亦主经水不利。

下瘀血汤方

大黄二两　桃仁二十枚　䗪虫二十枚，熬，去足

上三味，末之，炼蜜和为四丸，以酒一升，煎一丸取八合，顿服之。新血

下如豚肝。

(7) 产后七八日,无太阳证,少腹坚痛,此恶露不尽,不大便,烦躁发热,切脉微实,再倍发热,日晡时烦躁者,不食,食则谵语,至夜即愈,宜大承气汤主之。热在里,结在膀胱也(方见痉病中)。

(8) 产后风,续之数十日不解,头微痛,恶寒,时时有热,心下闷,干呕汗出,虽久,阳旦证续在耳,可与阳旦汤(即桂枝汤方,见下利中)。

(9) 产后中风,发热面正赤,喘而头痛,竹叶汤主之。

竹叶汤方

竹叶一把　葛根三两　防风　桔梗　桂枝　人参　甘草各一两　附子一枚,炮　大枣十五枚　生姜五两

上十味,以水一斗,煮取二升半,分温三服,温覆使汗出。颈项强,用大附子一枚,破之如豆大,煎药扬去沫;呕者,加半夏半升洗。

(10) 妇人乳中虚,烦乱呕逆,安中益气,竹皮大丸主之。

竹皮大丸方

生竹茹二分　石膏二分　桂枝一分　甘草七分　白薇一分

上五味,末之,枣肉和丸弹子大,以饮服一丸,日三夜二服。有热者,倍白薇;烦喘者,加柏实一分。

(11) 产后下利虚极,白头翁加甘草阿胶汤主之。

白头翁加甘草阿胶汤方

白头翁　甘草　阿胶各二两　秦皮　黄连　柏皮各三两

上六味,以水七升,煮取二升半,内胶令消尽,分温三服。

附　　方

《千金》三物黄芩汤　治妇人在草蓐,自发露得风,四肢苦烦热,头痛者,与小柴胡汤;头不痛但烦者,此汤主之。

黄芩一两　苦参二两　干地黄四两

上三味,以水八升,煮取二升,温服一升,多吐下虫。

《千金》内补当归建中汤　治妇人产后虚羸不足,腹中刺痛不止,吸吸少气,或苦少腹中急,摩痛引腰背,不能食饮,产后一月,日得服四五剂为善,令

人强壮宜。

当归四两　桂枝三两　芍药六两　生姜三两　甘草二两　大枣十二枚

上六味，以水一斗，煮取三升，分温三服，一日令尽。若大虚，加饴糖六两，汤成内之，于火上暖令饴消；若去血过多，崩伤内衄不止，加地黄六两，阿胶二两，合八味，汤成内阿胶。若无当归，以芎䓖代之；若无生姜，以干姜代之。

金匮杂记

秦伯未

当归生姜羊肉汤，补虚散寒止痛之方也，故产后虚寒腹痛用之，寒疝腹痛亦用之。余尝治大肠痈用下血药，后腹中痛甚，亦以此方施之，极验，志此以全其效。

（《中医世界》1930年12月）

读《金匮》产妇郁冒呕不能食小柴胡汤主之解

吴玉纯[①]

论曰：新产妇人有三病，一病痓，二病郁冒，三病大便难。按此三病者，既不由于外感风寒，亦非由于劳力伤食，乃新产妇人身体不足者，自然应有之病，否则如痓如郁冒，洵属惊人之证，而又并未出方，如大便难者，亦何足为病，乃并列于三者之中耶？读第二条曰：产妇郁冒，其脉微弱，呕不能食。夫郁冒者，产妇之本病也。其脉微弱，则是产后正脉。呕不能食，病之甚者也。大便反坚，是又产后应有之象，不足怪也，可知其呕不能食，非因感寒及

---

① 吴玉纯（1865—1928）：字文涵，号壶隐、保真子，原籍江苏江阴顾山（今江苏无锡市江阴市顾山镇），为黄门秀才，后随张聿青学医，为《张聿青医案》主要编辑者之一。后迁至江苏常熟行医，任常熟医学会副会长。

伤食也。若因寒而呕，或伤食恶食，则大便亦不免有或痛或泻之候矣。合之脉微弱，是有产后胃虚之象也。但头汗出，则其虚乃是血虚，产后不宜大汗，而亦不宜无汗，产妇喜通身微汗，得热饮食则汗溱溱出，而断不宜于头汗，所以血虚致冒者，得汗则阴阳乃和。然而用小柴胡汤，殊非对证之方，其中必有精义，尝深思而切究之矣。夫大便坚，非产后危重之病，呕不能食，则可危矣。二陈之类，病轻者用之，必可取效。今大便反坚，二陈似嫌其燥。考呕吐门有云，服小半夏汤不愈者，大半夏汤立愈，大半夏汤者，人参、半夏、白蜜是也，小柴胡方内，有人参、半夏，以治胃虚之呕，岂非极合？然而柴胡、黄芩，又何故也？夫血虚阳盛，若用归、芍之类，有形之血，不能速生，必反碍其胃气。今有人参，益气以生血，即用柴胡、黄芩，直清少阳之火，平肝胆之热，肝胆既平，胃不受克，阳气下降，阴血不至煎灼，取效之速，无有过于此者。盖人参为养胃之圣药，胃气得参之扶持，而芩之苦寒，可以无碍，且能领参之力，直达血分，而不至有壅气之虞。况柴胡能散少阳之邪火，鼓舞少阴之生气，开阖有权，中气得以输化，营分已暗受其荫。故小柴胡汤，实治血虚有热之专方，所以伤寒门中，经水适来适断者，无不宜于此方也。

保真子曰：予为此论，似乎剖析微芒，洞窥底蕴矣。然遇是证而投是方，其骇俗误人，败名偾事，有不崇朝而可立致者，岂古方之果不足以治今病耶？曰：是虽未必尽然，而亦未必无因也。盖古之时参价轻而力厚，今之时参价昂而力反薄，价昂则病之轻者必不议用。至于用参，而病体支离，又不能任柴、芩等药，古方今病之枘凿，或以是耶？况小柴胡方下注云，去渣再煎，与他方独异，可知古人慎重将事，隐寓有防其僭越，不可轻用之意，曾谓生今之世，可执一说而孟浪妄投耶？然则如之何而后可？曰：《金匮》之书，本多残阙，求之《金匮》而不得者，必取则于后贤。《济阴纲目》云：产妇郁冒，即俗所谓血晕也。《大全》云：产后血晕，其由有三，有用心使力过多而晕者，有下血过多而晕者，有下血少而晕者。其晕虽同，虚实各异，或补血清心，或破瘀行血，方如清魂散、黑神散，皆可取用，而以热童便饮用为最佳，外佐以醋、炭等法。《医通》云：产后有三急，呕吐、盗汗、泄泻也。若产后昏晕，呕逆不能饮食，此胃虚挟痰所致，用抵圣散，以赤苓换赤芍，即二陈加人参、泽兰,最为合法,或加炮姜,慎勿用芎、归血药腻膈。准此数法,出入用之,好学者更读其全书可矣。

(《绍兴医药月报》1926年10月)

《金匮》产后风论阳旦汤用黄芩之勘误

姚子让

坊本《金匮》以阳旦汤一方俱作桂枝加黄芩,吾尝三复研讨,固不觉误尽后学者几许也。夫阳旦汤证,为产后风续续数十日不解,头微痛,恶寒,时时有热,心下闷,干呕汗出,虽久阳旦证续在者,可与阳旦汤。惟《伤寒论》问曰证象阳旦,答曰病证象桂枝,于是以阳旦汤遂又误桂枝汤之别名,注家议论纷纭,至今相沿不解,甚矣!读书之难也。夫伤寒以桂枝进一层即为阳旦证,桂枝汤加增即为阳旦汤,由是观之,阳旦汤非桂枝汤明矣。且热则心下烦,今不烦而闷,可知心下闷非热气,则黄芩之不中与,理亦显然。乃孙真人、沈明宗辈,以桂枝加黄芩为阳旦汤,其意以风邪在表,故用桂枝解肌,邪入胸膈之间,当以清凉解其内,故加黄芩,反为不犯其虚而益其余,不补其正而正自补,不驱其邪而邪自散,自谓后人不察其理,弃而不用,只因未窥仲景门墙耳。噫!读书至此,固亦不叹其误人之深也。夫阳旦证本是伤寒杂证,原非产后应有,今产后而见伤寒杂证者,仍可依法治之,毋庸拘忌。观产后中风续续数十日不解,况微恶寒,时时有热,干呕汗出,此为太阳桂枝之的证,桂枝适可与之。惟兼心下闷,似乎当遵桂枝去芍之法,然产后亡血不可去,而当加桂以宣其阳矣。况太阳表证之里,便是少阴,其热续数十日不解,则君火之微,显有可征。君火微,则水寒之气上凌,水寒之气上凌阳位,则为心下闷,故取桂枝汤增桂以扶君主之阳,加附以镇水阴之逆,使心阳振而水脏温,则上逆之阴邪,不攻而自散。矧固少阴之根,止汗即在发汗之中,所以阳旦汤为丝丝入扣也。然执迷于孙真人辈之说者,谓产后血虚津液多不足,易伤风寒,又易变为化热之痉厥、郁冒、大便难等证,心下闷干呕,外邪已入胸中之里,加黄芩以清邪热,方不致劫其产后津血,而变证沓来也。不知此读书未能体认,即以名称臆之,黄芩为阴药,附子为阳药,则阳旦汤当以加附为是,盖扶阳亦仲景之本意也。夫审证用药,不拘藏拙之术,观此表邪未解,虽数十日之久,与阳旦汤而不虑其散,驱邪之力,泛应曲当,此方之所以入神而难与浅人道也。

(《中医世界》1936年10月)

【编者按】

开篇即言:"新产妇人有三病,一者病痉,二者病郁冒,三者大便难……新产血虚,多汗出,喜中风,故令病痉;亡血复汗,寒多,故令郁冒;亡津液,胃燥,故大便难。"此为产后三大证,最为常见,另有产后腹痛、产后中风、产后下利、产后烦扰呕逆等。产后病的特点是多虚多瘀,虚证的同时也会伴有虚实夹杂或实证,治疗上不能一味求补,仍当辨证论治。

产后病痉,多为血虚津亏,正气不足,外受风邪所致,或亦可能古时卫生条件较差,产时感受破伤风杆菌,致使本病发生。产后病痉,与《痉湿暍病脉证治》篇外感痉病虽见证相似,但产后以虚致痉,阴虚动风为主,仲景未出方,可酌用三甲复脉汤等。产后郁冒,是因亡血发汗寒多所致,大便难,则因津液亏耗所致。然"产妇郁冒,其脉微弱,呕不能食,大便反坚,但头汗出",为小柴胡汤证,服柴胡汤后,"上焦得通,津液得下,胃气因和,身濈然汗出而解",津液还入胃中,大便得通,汗出而郁冒得解。若大便燥实,热烦胀闭,此为胃实,用大承气汤泄热通腑。

产后腹痛,病因诸多,共列四条:①腹中急痛者,此为血虚里寒,用当归生姜羊肉汤,此为精不足者补之以味之治法。②产后腹痛,烦满不得卧,此为气滞血郁之实证,用枳实芍药散理气散瘀。③少腹坚痛,瘀血内阻,仲景曰"此为腹中有干血着脐下",与大黄䗪虫丸治干血劳相类似,用下瘀血汤活血破瘀止痛。④若"无太阳证,少腹坚痛,此恶露不尽,不大便,烦躁发热,切脉微实,再倍发热,日晡时烦躁者,不食,食则谵语,至夜即愈",热烦胀闭俱在,用大承气汤通腑泄热。

产后中风，此亦如产后病痉病因相似，为产后正气亏虚，感受外邪所致。若数十日不解，正虚邪恋，头痛恶寒，发热胸闷，干呕汗出，此属桂枝汤证，解表散寒，调和营卫；若风寒外袭，兼有阳虚，见发热面赤、喘而头痛，则用竹叶汤，此方类似《伤寒论》葛根汤，用防风代麻黄，加竹叶、附子。

产后虚热，烦乱呕逆，则用竹皮大丸安中益气，清热降逆，方中竹茹、石膏、白薇三者清热，配少剂量桂枝平冲降逆，临床常用于各类虚热烦躁病证。

产后下利，虚极伤阴，腹痛里急便脓血，用白头翁加甘草阿胶汤，清肠燥湿，补虚养阴。阿胶于白头翁汤方中使用，甚或于后之《妇人杂病脉证并治》大黄甘遂汤使用以治"妇人少腹满如敦状，小便微难而不渴，生后者，此为水与血俱结在血室"，可见阿胶非仅局限于今之所谓养血补血药，亦有通利之功，其用意值得当今临床中医深思。

妇人杂病脉证并治第二十二

【原文】

(1) 妇人中风,七八日续来寒热,发作有时,经水适断,此为热入血室,其血必结,故使如疟状,发作有时,小柴胡汤主之(方见呕吐中)。

(2) 妇人伤寒发热,经水适来,昼日明了,暮则谵语,如见鬼状者,此为热入血室,治之无犯胃气及上二焦,必自愈。

(3) 妇人中风,发热恶寒,经水适来,得七八日,热除,脉迟,身凉和,胸胁满,如结胸状,谵语者,此为热入血室也,当刺期门,随其实而取之。

(4) 阳明病,下血谵语者,此为热入血室,但头汗出,当刺期门,随其实而泻之,濈然汗出者愈。

(5) 妇人咽中如有炙脔,半夏厚朴汤主之。

半夏厚朴汤方(《千金》作胸满,心下坚,咽中怗怗,如有炙肉,吐之不出,吞之不下)

半夏一升　厚朴三两　茯苓四两　生姜五两　干苏叶二两

上五味,以水七升,煮取四升,分温四服,日三夜一服。

(6) 妇人脏躁,喜悲伤欲哭,象如神灵所作,数欠伸,甘麦大枣汤主之。

甘草小麦大枣汤方

甘草三两　小麦一升　大枣十枚

上三味,以水六升,煮取三升,温分三服。亦补脾气。

(7) 妇人吐涎沫,医反下之,心下即痞,当先治其吐涎沫,小青龙汤主之;涎沫止,乃治痞,泻心汤主之。

小青龙汤方(见痰饮中)

泻心汤方(见惊悸中)

(8) 妇人之病,因虚、积冷、结气,为诸经水断绝,至有历年血寒,积结胞门。寒伤经络,凝坚在上,呕吐涎唾,久成肺痈,形体损分;在中盘结,绕脐寒疝,或两胁疼痛,与脏相连,或结热中,痛在关元,脉数无疮,肌若鱼鳞,时着男子,非止女身;在下未多,经候不匀,冷阴掣痛,少腹恶寒,或引腰脊,下根气街,气冲急痛,膝胫疼烦,奄忽眩冒,状如厥癫,或有忧惨,悲伤多嗔,此皆带下,非有鬼神。久则羸瘦,脉虚多寒。

三十六病,千变万端,审脉阴阳,虚实紧弦,行其针药,治危得安。其虽同病,脉各异源,子当辩记,勿谓不然。

(9) 问曰:妇人年五十,所病下利,数十日不止,暮即发热,少腹里急,腹满,手掌烦热,唇口干燥,何也?师曰:此病属带下。何以故?曾经半产,瘀血在少腹不去。何以知之?其证唇口干燥,故知之。当以温经汤主之。

温经汤方

吴茱萸三两　当归二两　芎䓖二两　芍药二两　人参二两　桂枝二两　阿胶二两　生姜二两　牡丹皮二两,去心　甘草二两　半夏半升　麦门冬一升,去心

上十二味,以水一斗,煮取三升,分温三服。亦主妇人少腹寒,久不受胎;兼取崩中去血,或月水来过多,及至期不来。

(10) 带下,经水不利,少腹满痛,经一月再见者,土瓜根散主之。

土瓜根散方(阴㿗肿,亦主之)

土瓜根　芍药　桂枝　䗪虫各三两

上四味,杵为散,酒服方寸匕,日三服。

(11) 寸口脉弦而大,弦则为减,大则为芤,减则为寒,芤则为虚,寒虚相搏,此名曰革,妇人则半产漏下,旋覆花汤主之。

旋覆花汤方

旋覆花三两　葱十四茎　新绛少许

上三味,以水三升,煮取一升,顿服之。

(12) 妇人陷经,漏下黑不解,胶姜汤主之(臣亿等校诸本,无胶姜汤方,想是前妊

娠中胶艾汤)。

(13) 妇人少腹满如敦状,小便微难而不渴,生后者,此为水与血俱结在血室也,大黄甘遂汤主之。

大黄甘遂汤方

大黄四两　甘遂二两　阿胶二两

上三味,以水三升,煮取一升,顿服之,其血当下。

(14) 妇人经水不利下,抵当汤主之(亦治男子膀胱满急,有瘀血者)。

抵当汤方

水蛭三十个,熬　虻虫三十枚,熬,去翅足　桃仁二十个,去皮尖　大黄三两,酒浸

上四味,为末,以水五升,煮取三升,去滓,温服一升。

(15) 妇人经水闭不利,脏坚癖不止,中有干血,下白物,矾石丸主之。

矾石丸方

矾石三分,烧　杏仁一分

上二味,末之,炼蜜和丸枣核大,内脏中,剧者再内之。

(16) 妇人六十二种风,及腹中血气刺痛,红蓝花酒主之。

红蓝花酒方(疑非仲景方)

红蓝花一两

上一味,以酒一大升,煎减半,顿服一半,未止再服。

(17) 妇人腹中诸疾痛,当归芍药散主之。

当归芍药散方(见前妊娠中)

(18) 妇人腹中痛,小建中汤主之。

小建中汤方(见前虚劳中)

(19) 问曰:妇人病,饮食如故,烦热不得卧,而反倚息者,何也?师曰:此名转胞,不得溺也,以胞系了戾,故致此病。但利小便则愈,宜肾气丸主之。

肾气丸方

干地黄八两　薯蓣四两　山茱萸四两　泽泻三两　茯苓三两　牡丹皮三两　桂枝一两　附子一两,炮

上八味,末之,炼蜜和丸梧子大,酒下十五丸,加至二十五丸,日再服。

（20）**蛇床子散方** 温阴中坐药。

蛇床子仁

上一味，末之，以白粉少许，和令相得如枣大，绵裹内之，自然温。

（21）少阴脉滑而数者，阴中即生疮，阴中蚀疮烂者，狼牙汤洗之。

狼牙汤方

狼牙三两

上一味，以水四升，煮取半升，以绵缠箸如茧，浸汤沥阴中，日四遍。

（22）胃气下泄，阴吹而正喧，此谷气之实也，膏发煎导之。

膏发煎方（见黄疸中）

（23）**小儿疳虫蚀齿方**（疑非仲景方）

雄黄　葶苈

上二味，末之，取腊日猪脂熔，以槐枝绵裹头四五枚，点药烙之。

《金匮》妇人病之探讨

高鉴如[①]

《金匮》本文云：妇人之病，因虚积冷结气，为诸经水断绝。盖妇人病之所以异于男子者，不外经带胎产四大证，而月经之不调，尤为疾病蜂起之最大原因。至月经不调之因，又有多端，有由于经期生产脱血之后，身体虚弱，而月经不利者，所谓因虚是也；有由于受冷或多食冷饭、冷菜、生菜、生瓜等，而月经不利者，所谓积冷是也；有由于事不遂意，肝气郁结，而月经不利者，所谓结气是也。然此三因，必由日积月累，结于胞门，经络受伤血液凝坚而成。在上者，证现呕吐涎沫，久则寒郁化热，而变肺痈，肌肉消瘦；在中者，证现腹痛或胁痛，而内连肝脏，脉数而肌若鱼鳞；在下者，证现经疾不匀，少腹恶寒，腰膝疼烦。凡此皆由经带不调而来，当以药剂治之，否则久必肌肉羸瘦，脉象虚弱，成为痨

[①] 高鉴如（生卒年不详）：毕业于新中国医学院，为《中国女医》编辑、中国女医学社理事。

证。然其病变虽多,而医者不外辨其脉之阴阳虚实紧弦,以为用药之标准耳。兹将经带之病原症状,与治疗方法,据《金匮》所论,略述于下。

夫经带之病原,有寒、热、虚、实之不同,其见证与治法,因亦各异。有由于曾经半产,或非因半产,而每月经期不调者,少腹均蓄积瘀血,致年已五十,任脉虚,太冲脉衰,天癸竭,地道不通之时,而及经行数十日不止,暮即发热,少腹里急,手掌烦热,唇口干燥者,治之当以温经汤,养血温经,使瘀血行,而新血自生。亦有血瘀日久,结成血块,坚硬成癥时,为湿热所腐,而下白物者,治宜先去其湿热,如矾石丸辈。有由于血分实热,而致带下经水不利,少腹满痛,经一月再见者,治宜以土瓜根散,清血热而攻其实。有由于血虚而致半产漏下,寸口脉弦而大者,不可遽补其血,宜先以旋覆花汤顺下而导之,解其郁聚,即所以补也。有由于血寒凝结,致陷经漏下者,宜以胶姜汤补血温寒。有由于水挟血并结于血室,而致少腹满如敦状,小便微难而不渴者,宜以大黄甘遂汤攻其血与水,而以阿胶安养,以为拮抗作用。至所谓妇人经水不利下,抵当汤主之者,必须审其脉证俱实,斯可用;若用于血枯之经水不下,则犯虚虚之忌。要之,治病之法,寒者温之,热者凉之,虚者补之,实者攻之,经带亦何能例外?只须认证确切,病无不愈。近世治妇人杂病,咸主逍遥、四物,其意盖亦以妇人之病,多由月经不调而来,故用归、芍、地、芎以养血,而肝藏血,血随气行,故用逍遥以疏肝理气。以上所述,不过为妇人病之大概,他如外感诸病,其证治亦无异于男子也。

(《国医砥柱月刊》1941年7月)

《金匮》脏躁证与东籍歇私的里之研究

张锡君①

[绪论] 近世之言新中医者,恒推崇日本皇汉医学派。日本以三岛之

---

① 张锡君(1913—1999):江苏无锡人,儿科专家,三代世医,毕业于无锡国学专门学院,先后师从曹颖甫、沈葆三、严康甫等,创办无锡针灸专业学校,筹办《上海光华医学杂志》并任总编,历任重庆市卫生委员会委员,中华医学会内科分会副主任委员,重庆市第一医院、第二中医院院长等。

众,处吾国之东,所有文化,咸取诸我。所谓医术者,盖当钦明天皇御极之时(日本人皇三十代),与印度之佛教,同时由我国输入者也。而诵法长沙,弈世钻研,穷其智力,积其经验,业积斑斑可考,固已青蓝之胜矣。自德川末叶,欧化东渐,朝野上下,唯新是骛,醉心西学者,恨不举东洋固有之旧时文物制度,而尽废之,于是曩所奉以为师法皇汉之说者,束诸高阁,几遂湮没矣!其与吾国近日取人皮毛,淘其固有者,无以异也。然其虽崇尚欧化,尚能合之国情,取精用宏,日新月异,其长足进步,游刃而有余,宁非人类之福音哉?虽然,事有出乎意料之外者,不见夫昭和三年内阁统计局之统计乎?其言曰:明治元年,国民平均寿命为五十岁,今则只四十二岁有八个月。夫自明治迄今,为时仅五十载耳,而国民寿命,短缩至八岁之多,岂非咄咄怪事者耶?有识之士,早已讥之,揭竿而起者,曰和田启十郎,其《医界铁椎》之作,乃愤汉医之毁弃,真理之云亡,故大声疾呼,所以唤醒梦寐者也。闻鸡而起舞者,若汤本求真、渡边熙、小泉荣次郎、中山忠直、粟原广大、石原保秀等,在以西洋医学原理,解释由吾国输入之东洋古医学,而昌明其长处,同时探出现代治疗之短处,以期二医之统一,盖能达其蕴奥,明其真谛,而活用之,诚足以凌驾现代医学之上。虽其言或出诸过激,未能全当,要之融会贯通,非旦夕之事,而一线曙光,于焉渐露,既倒狂澜,庶几渐挽,近世所称皇汉医学派者也。其著作经译释而传诵于吾国者,若《医界铁椎》《皇汉医学》《应用汉方医学解说》《和汉医学真髓》以及《和汉药考》等,风行宇内,几至人手一篇矣。呜呼!此岂所谓礼失之市而求诸野者非耶?盖亦多足悲者矣!

虽然,东籍之作,大抵以西说,伸其固有者,所有病名,往往译自外来,而仍其音,读者时引以为苦,不无望洋兴叹之感,而尤所常见者,如歇私的里是也。因标歇私的里之名,而与《金匮》脏躁证相研究,明其异名同证,以作阅读东籍或其译本者之一助焉。

夫所谓歇私的里者,系大脑皮质之官能疾患,即精神的神经病者,其知觉运动及精神,咸被侵袭,故感觉感情以及性欲俱呈障碍,而为他人或自己之观念所左右者也(译自日人长尾折三氏《日汉独罗病名对照辞典》)。此证拉丁名 Hisuteri,德名 Hysterie,俄名 Hysteria,日本依其音而译为歇私的里,其和字为ヒステリ丨,以其与《金匮》脏躁证相同,故又译为脏躁证(脏躁即藏躁,古时书"脏"恒为"藏"字,如五脏而书为五藏)。古时以本病与生殖器有关,故以为专发于妇人,而有歇私的里之名,所谓歇私的里(hysterie)者,即希腊语子宫之义也。张仲景《金匮要略》云:妇人脏躁,盖亦以此为妇人所生也。日人台尾氏《类聚方广义》释之曰"脏,子宫也",汤本求真亦曰"脏为子宫"之谓。脏躁者,子宫病性神经证也。此中西之说同,而译歇私的里为脏躁,俾于今而不背于古者也。

据最近之研究,知本病多发于十五岁至二十五岁之虚弱女子,在男子亦偶有罹者,其比例为一与十之比,此病之因性别而有多寡也;欧美人较多,而中国与日本则少,此病之因人种而有多寡也。故此证在吾国自仲师后,论之者鲜,以此证少也。欧美各国,穷源探委,日新月异,以其比比皆是也。然吾国治法,历久而效愈著;西洋学说,日新而说愈详。此足证先圣遗教,自有其精粹,为万世所楷式;欧美文明,自有其独到,为吾曹所取汲也。今所论列,学理唯新,治法尚古,袪除门户之见,而作汇通之论,然非一木之所能柱载也,聊以自淑焉而已。昔曾国藩有言:庶羞百味,罗列鼎俎,但求适吾口者,哜①之得饱而已,必穷尽天下之佳肴,辨尝而后供一馔,是大惑也;必强天下之舌,尽效吾所嗜,是大愚也。锡君不敏,请从斯语焉,忘其寡陋,而草是篇,尚望海内明达之士,进而教之,则幸甚矣。

[原因]日本汉医尾台氏云:凡孀妇室女,平素忧郁无聊,夜夜不眠等人,多发此证。而汤本求真则以此为子宫病性神经证,系瘀血迫急神经系所致。惜皆语焉不详,今罗列西说,以伸其义。

(甲)遗传:本病有遗传之性质,或直接遗传本病,或因他种神经病而遗传,如舞踏病、多发性脊髓硬化证等,其遗传关系于母体者多,父母之血族结婚,或饮酒者,则能遗传本病之素因于其子孙。据日本医学博士石川贞吉之说,以谓本证百分之七十五,因于遗传焉。

(乙)生殖器:本病因子宫疾患,生殖官能异常(月经、妊娠、产褥),节欲

---

① 哜(jì):吃。

及荒淫而发者,为数甚众。然诊察其生殖器,较之常人并无异也。

(丙)诱因:凡使神经系抵抗微弱之条件,皆能诱发本病,故身体过劳,食物不良,运动不足,传染病后,以及不适当之教育,使身心过劳,精神之感动,而生惊愕恐怖等现象,均足为其诱因。

(丁)模仿:本证恒因模仿而发者,时有所闻,故在学校、囚狱、寺院等处,与本病者交接亲密之友,常见流行性发生。

(戊)年龄与人种:凡十五岁至二十五岁之虚弱女子,与夫精神发扬之民族,如法兰西等,易发本病。至若男子或小儿,以及东方之民族,则为少见焉。

[症状] 仲师《金匮要略》曰:妇人脏躁,喜悲伤欲哭,象如神灵所作,数欠伸。日人台尾氏曰:战栗错语,心神恍惚,坐不安席,酸泣欠伸。腹证:日人汤本求真曰,本病腹证,为右直腹筋挛急。

按本病症状,以余所见之中医典籍,仅此三条,虽示其要,未足与语详尽也。本病因大脑皮肤障碍,尤以意思被侵袭,故其证发生与病的观念,有休戚相共之关系,倘患者有除去疾患之意思,其病即治。且其症状,忽隐忽现,一见若重笃之证,而瞬时即轻快或消失,此为本病之特征。其证候甚为复杂,西籍论此,恒数千言而不休,诚属不胜枚举。兹译日本石川贞吉博士之说,取其简而能赅,以作临诊时之参考焉。

病者本体的观念及感情,易于移动,暗示性及想象力亢进,发病年限,多者能达十载乃至二十载,而且往往于小儿期即发者(此时证候是单一的)。身体及精神,发生种种之特征:

(甲)身体的特征:头痛(局所病、偏头痛、头皮之感觉过敏),歇私的里球[按:病者觉有球状物、虫样物,自下腹部上升,至颈部而停止之感,是名歇私的里球(globus hystericus),为诊断上紧要证候,因知觉异常,或腹肌、咽肌、食管肌痉挛而发,汤本氏所述腹证为右直腹筋挛急,恐即指此],背痛、乳房痛、卵巢痛、肋间痛、五官器之感觉减退或过敏(同心性视野狭缩、黑内症等),皮肤感觉脱失,其界限并不随从解剖的关系,而形成腕、脚、半身等种种之痉挛(按:此种症状,系不依神经之径路而发作,且隐现异常),啼泣、失笑,呼吸欠伸,喷嚏号泣。

至大痉挛时,全身如弓状而颠转(按:此种痉挛现象,法国患者多发此证,其数在百分之六十以上,而在东方,则属罕睹),然后形成下述之种种感动姿势:震颤、战栗、强直、麻痹(单瘫、偏瘫)、起立不能、步行不能、失声(嚘①嘶语)、吃纳、无言、复视、尿闭、呕吐、反偏、鼓肠、偏侧多汗证、心悸亢进等,咽头及眼结膜之反射,屡屡消失,而腱反射则反形活泼。

(乙)精神的特征:精神易起著明之变化,及感情之过敏性,因缺乏记忆力,而有诈言、多言、诈病之倾向,以利己心过甚,及其言动被受待遇忽略之时,发生不断的恐怖,于是被害的观念,及嫉妒观念等因之而起。凡有歇私的里之素因者,无论何时,可起精神障碍,故称之为歇私的里精神病。

(一)其最多者,短时日(数时间至数周)持续之意识障碍,而起苦闷发作,或暴动发作。

(二)或矇眬状态,此时领会减缩,而起二重人格(按:病者在矇眬时,突为犯罪之行为,醒觉后则绝不记忆者,谓之二重人格),梦中游行、妄觉、追迹及夸大之观念,当意即答证等(例如,问其二乘二为几?答曰五;人之目有几?答曰有四目),及过矇眬状态期后,则记忆丧失。

(三)或睡眠发作,此时似睡眠样之昏迷状态,意识溷浊,如演剧样内容之妄想妄觉,其他较轻的,则有慢性的经过之ハライア样,及忧郁状态。

如上所述,本病之症状,已能窥见其大概,此外为吾曹最堪注意者,即身体全部之歇私的里性原带是也。今以图示之(附图),图中所绘各点,即压痛点也。日本医学博士山田诗郎云:身体之各处压痛点(尤其是卵巢痛,ovarie),倘若压迫此部,则歇私的里性发作,随之而起,苟在发作期中压之,则发作得以停止,即发作诱发点(hysterogener punkt)及发作抑止点(hysterofrener punkt)是也(译自《内科临床》)。然则近世新中医,诊病尚腹诊者,当时加思意焉,故特标而出之,以为临床鉴别之助,而遇发作者,则按

---

① 嚘(yōu):语未定的样子。

其压痛点,而作暂时之抑止焉。

[预后及诊断] 本证之预后,甚为不定,其症状一进一退,每因神经兴奋而增恶。若能除去其原因,得适当之生活,则能暂愈。然其素因,常能残存而不失,虽与生命无关,然常疾苦为虑,自杀之心,油然而起,负保护之责者,当时防其发生意外之事焉。

本证之诊断,颇非易事,而在经验宏富之医生,综观其全身状态,及按其压痛点,自能洞察无遗,《经》所谓"知其要者,一言而终"是也。惟颇易与癫痫误会(按:全身间代性筋肉痉挛,迨发作性出现,同时人事不省者,曰癫痫),故摘其要,以示其别。

癫痫发作,突然卒倒,人事不省,对于外来无反应,而本证则徐徐转倒,意识虽障碍,而非完全亡失,此其不同者一也;癫痫之痉挛,自全身强直性痉挛后,继之以间代性痉挛,且有颜面痉挛(如口眼歪斜),而本证则多为间代性痉挛,无颜面痉挛,此其不同者二也;癫痫之作,瞳孔散大,对光线无反应,意识消失,舌被咬碎,而本证则反应存在,神识非完全消失,常欠伸,或狂笑,而舌完好如故,此其不同者三也;癫痫二便失禁,而本证则有尿闭证,此其不同者四也;癫痫之痉挛,无有过十分钟以上者,迨痉挛停止,继以熟睡,而本证痉挛,恒在半小时或一小时以上,且痉挛后,突然醒觉,此其不同者五也;癫痫于暗示及催眠,绝无应响,于外来刺激亦然,而本证因暗示及催眠,能随意唤起,或阻止其发作,倘在发作时,注以冷水,或按其压痛点,则痉挛缓解而至消失,此其不同者六也;癫痫当发作时,体温升腾,而本证则否,此其不同者七也(按:日本汉医台尾氏以谓发热恶寒者,其实非也);癫痫无男女之分,发作恒在晚间,而本证则女子为多,发作在晚间者,实为罕睹,此其不同者八也。以上所列,仅示其大别而已,详为分析,更仆未可数也,举一反三,或能了如指掌乎!

[中西治法之鸟瞰] 常读日人山田诗郎所著《内科医治疗》,仕方论歇私的里之治法,分为原因除去、精神的疗法、一般的强壮疗法、药剂疗法、催眠术疗法、对症疗法等六项,美奂美仑,有条不紊,叹观止矣!虽然汤本求真有言:古医初学似暧昧漠然,视之虽难捉摸,实则不然,盖自具始终一贯之条

理,蔚为成功之一大学术,吾中医典籍,何尝无适当之治法？惜乎措辞深奥,往往意在言外,不能纲张目举耳。今整理之,凡若干事,以示我古哲之遗教,有不容泯者在焉。

原因除去：夫所谓原因除去者,《内经》所谓治病必求其本,圣人不治已病治未病,不除已乱治未乱也。微斯语,实开后世防患于未然之一大法门也。山田氏之改善境遇,脱离家族,疗治妇人之隐疾,避免召病之诱因,终不出此范围耳。

精神疗法：夫所谓精神疗法者,表同情于患者,施教训于暗示也。吾国《内经》,已发其凡,师傅曰：人之情,莫不恶死而乐生,告之以其败,语之以其善,导之以其所便,开之以其所苦,虽有无道之人,恶有不听者乎！旨哉是言也！其为后世精神疗法之嚆矢乎！

一般的强壮疗法：山田氏述一般的强壮疗法,分为四事,一曰食饵滋养,《内经》所谓"五谷为养,五果为助,五畜为益,五菜为充,气味合而服之,以补益正气"者是也(见《素问·藏器法时论》)；一曰药剂补益,仲师《金匮要略》脏躁条甘麦大枣汤之意也(按：西医补剂,若山田氏所举,为砒素剂、铁剂、规宁剂等,此等药品,西医视为至宝。其实砒素及规宁,易于中毒,铁剂则难于吸收,何若甘麦大枣汤中之大枣、小麦,富于滋养,而能久服无害者乎？)；一曰疗养身心,《内经》所谓"起居有常,不妄作劳"是也(见《上古天真论》)；一曰户外运动,《内经》所谓"夜卧早起,广步于庭"者是也(见《四气调神大论》)。凡此四事,近世西医所奉以为法程者也；而吾国方书,已早论及,导彼先路,义无所让也。

药剂疗法：山田氏述药剂疗法,推崇溴素、缬草等。然张毅卿编译之《临诊秘典》脏躁条云：药物以缬草、溴化钾为特效药,然仅发作时用之,以不用麻醉剂为佳。由此观之,西医之所认为有特效,若缬草、溴化钾者,以其为麻醉剂,恐其造成习惯,而在发作时,仅或用之焉。至于吾国治法,善取病之证结根源,不尚肤浅之功,而取效于一时,仲师立方,堪称独步,东邦绍裘,足为张本,其业积班班可考,诚驾乎现代医学而上之。兹举仲师数方,以示其要,俾世之人,得以考览焉。

（一）甘麦大枣汤　《金匮要略》方。

药品：甘草三两　小麦一升　大枣十枚

用法：上三味，以水六升，煎取三升，温分服。

按：东邦用此方，甘草为五·五公分（一公分等于二分七厘），小麦为二九公分，大枣为五公分，以水二合，煎一合，去滓，一日三回温服（见《皇汉医学》及《汉方医学解说》）。

功效：（师论）妇人脏躁，喜悲伤欲哭，象如神灵所作，数欠伸，甘麦大枣汤主之。

（腹证）汤本求真曰：本方以有甘草、大枣，故于腹证上，则右直腹筋挛急，若有此腹证，而心识其有他之急迫征候者，不问老幼男女，概用本方为宜。

适应证：吉益东洞曰，治急迫而惊狂者。台尾氏曰：此方治脏躁，以能缓急迫也。

治验之记载：《勿误药室方函口诀》本方条曰：一妇人年二十八，无故悲泣不止。余诊为腹皮挛急，小腹有块，即作此方及消石大圆与之，四五日而愈。

方舆輗本方条曰：此方据《金匮》，虽云治妇人脏躁，然不拘男女老小，凡妄悲伤啼哭者，一切用之有效。盖甘草、大枣，缓急迫者也。小麦据《灵枢》云：心病宜食小麦。《千金》云：小麦养心气，凡有心疾者概用之。近有一妇人笑不止，诸药罔效，于是沉思哭笑皆由于心，因以甘麦大枣汤与之。

又曰：铜驼坊筒屋小兵卫小郎，昼夜啼哭不止，服甘连、紫丸、芍药甘草等无寸效，试以甘麦大枣汤与之，一两日而止，自后用之以治小儿啼哭者甚多。此方疗妇人脏躁证之方也，然有利于婴儿又如此，凡药无论老小男女之别，方书所标妇人小儿云云，切勿拘执。

按：如前所述，本方之立起沉疴，效若桴鼓，断无疑义，则《医宗金鉴》以谓甘草小麦大枣汤，方义未详，必是错误者非也。汤本求真诵法仲圣，伸以己意，以谓："本证为瘀血迫急神经系，此宜缓和，故为本方之主治也。然单以此方，其作用亦不能达到本源之瘀血，故其效亦一时的而已，故先以本方治其急迫,后随腹证,以柴胡桂枝干姜汤、桂枝茯苓丸、苓桂术甘汤,或兼用驱瘀血丸,此拔本的之治法也。或视为不可思议之歇私的里者,乞有以此试之,则立能解也。"此说颇有见地,以明标本缓急之图,今宗之而将四方并列焉。

(二)柴胡桂枝干姜汤 《伤寒》《金匮》方。

药品:柴胡八两 桂枝去粗皮 黄芩各三两 干姜 牡蛎熬 甘草各二两,炙(一作一两) 栝楼根四两

用法:上七味,以水一斗二升,煎取六升,去滓,再煎取三升,温服一升。初服微烦,复服汗出,便愈。

按:东邦用此方,柴胡为九·五公分,桂枝、干姜、黄芩、牡蛎为各三·五公分,栝楼根为五公分,甘草为二·五公分,以水三合,煎至一合,去滓,一日三回温服(见《皇汉医学》及《应用汉方医学解说》)。

功效:(师论)伤寒五六日,已发汗而复下之,胸胁满结,小便不利,渴而不呕,但头汗出,往来寒热,心烦者,此为未解也,柴胡桂枝干姜汤主之。汤本求真解此条曰:胸胁苦满微结者,即弱度之胸胁苦满证,以余实验,若不注意,最易忽略看过。小便不利,即心脏衰弱之结果。心烦之心,指精神,烦者闷乱不宁之意,同于衰弱者,神经衰弱,歇私的里之神经证病也。

适应证:歇私的里,发狂失神,神经衰弱不眠等;齿痛,气管支炎,肺结核,喘息,肺气肿,心脏瓣膜病,衰弱性脚气,慢性胃病,肠窒扶斯(伤寒),梅毒等。

(三)桂枝茯苓丸 《金匮要略》方。

药品:桂枝 茯苓 芍药 桃仁去皮尖 牡丹皮各等分

制法:研为细末,炼蜜和丸,和兔粪大。

用法:每日食服一丸,不治,加至三丸。

按:东邦用此方,桂枝、茯苓、芍药、桃仁、牡丹皮各二·四公分,为细末,以蜂蜜及米糊为丸,一日分三回服。但据汤本求真之说,现今普通将此用量,二或三倍,以水二合五勺,煎一合,去滓,一日分三回,温或冷服。

功效:(师论)妇人宿有癥病,经断未及三月,而得漏下不止,胎动在脐

上者,此为癥痼害。所以血不止者,则证不去故也,当下其癥,桂枝茯苓丸主之。

(腹证)汤本氏曰:于病者之左右直腹筋,而齐按之。如右侧痛,或其度弱,左侧痛,或其度强,或其脐之周围,或脐下,有不固形之瘀血块,或按之则疼痛,而无贫血者,可决为本方证也。

适应证:汤本求真曰,本方乃治血行器及血液之变常,因之而发为诸病者,故其应用范围,广大无边,难以枚举,兹将其主要举之:头痛,眩晕,耳鸣,脑出血,半身不遂,眼耳鼻诸疾患,心脏病,动脉硬变,各种之出血,神经痛偻麻质斯,发疹病,肿瘤,皮肤病,轻证盲肠炎,胃肠痉挛,男女之泌尿器及生殖器病,痔核脱肛等。

(四)苓桂术甘汤,即茯苓桂枝白术甘草汤 《伤寒》《金匮》方。

药品:茯苓四两　桂枝三两,去皮　白术　甘草炙,各二两

用法:清水六升,煮取三升,去滓,温分三服。

按:东邦用此,茯苓为一四·五公分,桂皮为十一公分,白术、甘草为各七公分,以水二合,煎一合,去滓,一日三回温服(见《皇汉医学》及《应用汉方医学解说》)。

功效:(师论)伤寒若吐若下后,心下逆满,气上冲胸,起则头眩,脉沉紧,发汗则动经,身为振振摇者,茯苓桂枝白术甘草汤主之(心下逆满者,胃有停水也,胃有停水,气必上冲)。

心下有痰饮,胸胁支满,目眩,苓桂术甘汤主之(痰饮者,停水也。心下有痰饮云者,即胃内有停水也)。

夫短气有微饮,当从小便去之,苓桂术甘汤主之。

适应证:眩晕证,震战证,神经性心悸亢进,心脏瓣膜病,胃疾患,水泡性结膜炎,虹彩炎,网膜炎,耳内疾患等。

解说:汤本氏曰,因胃有停水,致心悸亢进,故宜用利尿剂,将停水排之体外则愈也,此即苓桂术甘汤之主治也。此证必有小便不利,即尿量减少之证,故水气蓄积体内者,必至胃内停水及发短气之证。用此利尿剂,则蓄积之水既去,前证亦即消散矣。

(五)下瘀血汤(丸) 《金匮要略》方。

药品：大黄三两　桃仁二十个　䗪虫二十枚,去足,熬

制法：研为末,炼蜜和为四丸。

用法：以酒一升,煮一丸,取八合顿服之,䘌血下如豚肝。

按：东邦用此方,大黄为十六公分,桃仁为七公分,䗪虫为二十一公分,为末,以蜂蜜为丸,用量一回一公分乃至五公分,一日三回,以酒或白汤服(见《皇汉医学》及《应用汉方医学解说》)。

功效：(师论)产后腹痛,法当以枳实芍药汤散。假令不愈者,此为腹中有干血著脐下,宜下瘀血汤主之,亦主经水不利。

适应证：汤本氏曰,本方师说,仅上之二证。古来医之用此方,非无其人,率皆拘泥此论。关于前证以外顾,鲜能活用之者,究师之所以乍发此论,以瘀血多见于妇人,且皆在脐下,遂执妇人病为标本,而喻瘀血,聊示诊察之目标,亦非定谓无上二证,即为不可用之意存也。故假无腹痛经水不利之证,或妇人病者,苟察脐下,宿有瘀血,皆当径用本方也。本方者,除去著明之贫血,或下利证而衰脱以外,一如大凡方剂,于治瘀血剂中,皆得兼用之,要不失为最通用之治瘀血丸也。凡因瘀血凝滞而发疼痛者,尽可以此治之。

催眠术疗法：催眠术(hypnotismus)者,使他人或本人催起一种非生理之睡眠之术也。其所以能如此者,虽有神秘说、灵魂说、动物磁气说、神经说等种种,要之其为局部的异常睡眠而已。盖吾人生理之睡眠,脑髓之各个中枢,全部平等之休息。而催眠术者,大部分之神经,虽完全休息,但有一部分之神经,仍是苏醒而活泼,所以对于苏醒之部分,施以暗示(暗示者,一种之刺激也),即能形成种种之现象,而医者赖之以治病,如山田氏所述本证之能以催眠术治疗是也。行催眠术之时,须有暗示(suggestion),所谓暗示者,种类繁多,不胜枚举,其重要者,有如下之所述：

一曰诱导暗示,诱受术者入于催眠状态之谓也。隶于此类者甚众,若凝视法、动眼法、压眼法、气合法、旋头法、按摩法、电流法等等,其主要点,在使受术者之精神,集中于一点,由一而入于静,以达到催眠之目的。

二曰睡间暗示，当就术者在睡眠状态时，施术者，施以一种之暗示，使其发生所需要之观念，然后再与以营动作之暗示，亦有于苏醒后，尚能保存其观念而不失者。医家治疗之能否收效，全依此为左右。

三曰觉醒暗示，所以使被催眠者，苏醒之谓也。然此种暗示，不能行之躁切，否则受术者之精神上，必发生障碍，而已被催眠者，亦当有醒觉之暗示，否则受术者，虽移时能获苏醒，身体与精神，则因此而发生变化焉。

总之，在受术人之脑海中，不问暗示之是非曲直，只知服从，而其所以如此者，无非精神之作用而已。粤稽吾国上古之医，曰苗父者，以菅为席，以刍为狗，北面而视，仅发十言，诸扶而来者，舆而来者，皆平复如故（见《说苑》）；俞跗治病，不以汤药，搦木为脑，芒草为躯，吹窍定脑，死者复生（见《韩诗外传》），何其术之神也！而其所以如此者，要亦不外精神之作用而已。然则以催眠术为治病之工具者，祝由之类也，吾国神祇时代之故智耳，何足奇哉？

对症疗法：对症疗法者，视其症状，而施以治疗之谓也。虽系见效于一时，要则亦先哲急则治标之旨耳。其法为何？曰失眠者，服催眠剂以使之安；疼痛者，服止痛药以使之止；四肢麻痹者，或服以药，或施以针，刺激之而使恢复；声带麻痹者，或以指引，或以器诱，刺激之而使还原；强直者，施以按摩；痉挛者，施以金针；或以药刺激其鼻而得嚏；或以药镇静其脑而渐安。至若西医尚电疗，中医尚温灸，西医尚按摩，中医尚推拿，事虽千万，理实一致。中西治法，虽判若两途，而实有息息相通之理。以此类推，曷尝有二致哉？而先圣立方，于治标中，恒兼及治本，考之方书，难于指数，盖亦有足多者矣。

综观前述，若山田诗郎等说，非近世所称最新颖而奉以为归者乎？《内经》《金匮》等论，非近世所谓最陈旧而诟病者乎？然而垂教遗训，后世权舆，至理名言，历久愈显，近之所持以为新说者，无非先圣之发凡耳。田桐有言："适用为科学，适病亦为科学。"吾中国医有数千年之经验，有数千种之灵药，历世钻研，成效卓著，焉得谓为非科学哉？由此观之，吾国文明，自古已然，光芒万丈，历久愈粲，惜后之子孙，不知稼穑之艰难，发扬而光大之，舍己擅人，拾人唾涎，与之相谈，不曰古方不能治今病，即曰树皮草根无补于实用，醉心欧化，土苴①国粹，甚且弃之而为快，呜呼！抑何其见之偏也耶！芸芸倮属，茫茫禹州，广谷大川异制，民生其间者异质，故疾病因种族而见殊（如脏躁证东方少而欧美多之类），药量因国别而不同（如日本药局方之用量，与欧美不同），况吾国列祖列宗，导我以先路，后世穷研，何尝无发明？惜未能脱离哲学的窠臼，晋代为道家之说混入，唐代为佛家之说混入，宋代为性理之说混入，以致简明实验之医学，渐变而为晦涩玄说之医学，为可恨耳！虽然，玉石杂处，慎择自我，岂得因噎废食，妄自菲薄？《兰》《台》秘奥，正有待乎开抉；《灵》《素》真髓，正有待乎阐发。然则，世之读吾说者，其将淬厉其固有，采补其所无，荟而萃之，沟而通之，以扬我固有之文明，为世界所楷式乎！勉哉！勉哉！毋再蹉跎！须知更阅数年，将欲求如今日而不可复得者。二十三年除夕写于镇江医政学院。

(《国医公报》1935年1月、2月、3月)

脏　躁　证

朱　沫

脏躁证(hysteria)是希腊语子宫的意思，古时的希腊人把它做子宫的病变。我国沈明宗、尤在泾注释《金匮》时，也都以为子宫血虚，受风化热，不过这仅仅是一种臆测，表明过去的人们对它病因的认识罢了。

一七九三年，贾罗吉(Chiarugi)印行了六十二个疯病的尸体解剖报告后，启发了近代精神病学的演进，后来勃纳庞(Karl Birnbaum)把神经病患者分做二类，一种属外因，是脑部实质的损伤；一种属内因，是由于个性或是精神病趋向性的结果。脏躁证是属于后者，是体格智力同健康人一样，不是思想举动感觉因受内外刺激过度的反应，变做反常罢了。

〔症状〕脏躁证的病状真是那么错综复杂，患者的神经又异常过敏，会

---

① 土苴：渣滓，糟粕，此引申为贱视。

夸大伪造许多的病象来博得医者的同情，倘若一个不是医生，听了患者的叙述，会迷惑失措了的。譬如说，一个年老的妇人，天天听见那辱骂的闹声，这自己的幻觉惹得异样的烦躁，又或是有着别人摸不出的圆块，会从腹逐渐移至咽喉，再有全身都是病，头痛，思想的梦幻，神经发痛，肌肉的麻痛，心悸，食欲缺乏，对种所害怕的东西，像蛇或是鼠，一想起就会起了一种剧烈的兽栗。

《金匮》述它的病象，妇人脏躁，喜悲伤欲哭，像如神灵所作，也是一个很恰当简明的譬喻。

脏躁证所发生的症状，归纳起来可分做三种障碍，一种是知觉的丧失，或是过敏；一种是运动的麻痹，或是肌肉发生痉挛；一种是精神的易受刺激同暗示，情感无常，性情变化不定。

脏躁证痉挛的发作，Charot 氏把它分做四个时期：一痉挛期，四肢痉挛，神识朦胧。二狂乱期，患者狂躁往往四肢现出异常姿态，常呈弓形。三表情期，依患者所有种观念，作种种举动。四幻觉期，思想出种种的幻觉，发作持续的时间，常为十五分至三十分钟。

［诊断］可以疑是脏躁证，有三点特殊的现象：一症状因极微细原因而突然发作，或是突然消失。二各种症状的同显，不是某一种机质性病所能解释的。三机质病应有症状缺乏，像神经炎、小便失禁、踝关节阵挛同眼球震颤等。

［病理］脏躁病的病理，是不能依病理解剖来解释的，它是属于心理变态的一种。倘用所受刺激同病象反应来讲，它的原因有后面的几种。

潜意识说——自从精神分析学家佛洛特（Sigmund Freud）倡说潜意识，给变态心理一极大的冲动。他的原理，是说一种被意识所压迫驱逐而潜伏在人的下意识底潜意识（subconscious），它影响到精神方面，发生有害的势力。所以脏躁证的发生，是由于青机发动期前的一种性本能底精神损害，被制抑入潜意识里，到后期活动发生变态的症状。

固定观念说——根据此说，是患者具有一种自己暗示的能力，后种暗示能使观念变做事实。

心智降低说——患者因遗传与毒质的影响,而有一种心智降低状况,表情而为痉挛、哭泣、激动、偏头痛等现象。

这三种思想,对于心理疗法有极大的关系,近十几年来,一种新兴的革命的科学的行为学(science of behavior)发生了,这极大的变革,使哲学式的心理学,导入物质实验的科学轨道上去。

根据行为学的制约反射说(the theory of conditioned reflex),那么神精病原因是这样:

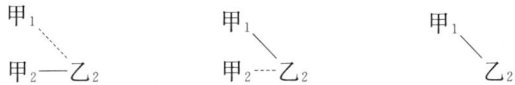

甲$_1$同甲$_2$代表二种刺激,甲$_2$对乙$_2$有天然的反应,初甲$_1$不能引起乙$_2$,倘与甲$_2$同时出现,则甲$_1$便同乙$_1$发生联络之趋向,后来虽只有甲$_1$出现而乙$_2$亦能发生,此反应是制约反射。

给它一个譬喻么,起初欧美的儿童(乙$_2$)对黑猫(甲$_1$)并没有惧恐,可是倘若给可怕不祥的传说同恐怖的背景黑夜阴森森的氛围(甲$_2$)同时出现,那么以后只看见黑猫,就会感觉到恐怖同痉挛了。

所以解释神经病,仅是此种进展的结果。例如某人对某事不应惧怕却惧怕了,即属变态现象,其原因必因为此事同以前当与可怖之事,同时发生的缘故。

[奔豚气]脏躁证底球(globus hysteria)系病人感到一种宛如气球感觉,从腹上冲咽喉,这就是《金匮》上所说的奔豚气。

奔豚气,在巢氏《病源》上说是惊恐同忧思所酿成,这同脏躁证的忧愁同过敏的惊恐,也相类似的。

美哈佛大学教授卡侬(Walter B. Cannon)底积四年的实验,证明各种不愉快的情绪,像愤懑、焦急、忧虑、恐惧的情感,都能制止消化系的分泌像唾液、胃液、脺液①、胆汁都被遏制。

---

① 脺(cuī)液:胰脏分泌液。

在印度的米判就好证明，就是教犯罪的嫌疑犯们，同时咀嚼神圣的稻米，嚼了一时，吐在神圣的无花果树叶上。若有人吐的米发干，就证实是被发觉禁制了唾液的涌流，因即断定他有罪。

所以奔豚气的原因，一面因神经受种种刺激而致消化不良，胃肠积食酸①酵分解成瓦斯，上逆咽喉，一面因脏躁证的过敏，更夸大症状似成严重状态。

[心理疗法] 心理疗法，在《内经·阴阳应象大论》，有象征的字眼，像"喜胜忧"同"怒胜思"。举一个例子，像《医方考》载有："一女子，母甚是相爱，既嫁而母死，遂思念不已，精神短少，厌厌嗜卧，诸药不应。其夫乃贿一巫妇，授以秘语，召巫至，焚香礼拜而母灵降矣。女遂大泣，母叱之曰：勿泣，汝之生命克我，我遂早死，我之死皆汝之故，今在阴司欲报汝仇，汝病恹恹，实我所为，我生则与尔母子，死则与尔冠仇矣。言讫，女改容大怒诟之曰：我因母病，母反我害，我何乐而思之？自是而病愈矣。"这就是怒胜思吧。

暗示疗法，据巴彬斯奇（Babinski）氏谓，此病可由暗示诱致，亦可暗示去之，在我国唐朝《北梦琐言》亦载有暗示的例子："有一妇人，从夫南中，曾误食一虫，当疑之，由是成疾，频疗不损。诸京城一医人看之，医者知其所患，乃请主人姨奶中之谨密者一人，预戒之曰：今以药吐泻，但以盘盂盛之，常吐之时，但言有小虾蟆走出，然切不得令病者知是诳绐②也。其奶仆遵之，此疾永除。"

精神分析治疗，是用着本能原则去透视到神经官能病的病原，用分析刺穿了蒙着潜意识的幕，把压制下去的情绪从下意识提到意识上来，让病人知道病因而用意识医治它。

复育法（roēducalion）为弗鸾次（Franz）施用，为最恰当有益的心理治疗，它的原则是简单言之。复育法的原则，即养成习惯的原则，此法或为除去陈旧的不适当的，或有害的反应方式，而代以近似其环境中他人的习惯，弥补已失之习惯，换一句话说，复育法对于变态之功用，与教育对于常态人之功用相同，即为种种习惯之获得，俾使人民工作游戏与社会之世界中得有其地位。

[药物治疗] 生药的治疗，是利用恶臭性的植物挥发油，刺激嗅神经，藉

---

① 酸(pō)：酿酒。
② 诳绐(dài)：欺骗。

其反射来安抚病者的神经，这并不是由吸收而发生药效，乃是嗅神经被刺激而起的反射作用。

足为这类药物的代表，是缬草根，含有一种挥发油同巴露德利安酸（baldrinusäure），据 Grisar 氏谓，有使脑及骨髓呈麻醉作用。又有别名也叫作缬草的甘松香，内含松球挥发油，也有镇定神经功用，足为缬草根的代替品。

同它相佐的，是含有浓厚不快恶臭的阿魏，这臭味是有两种挥发油而成，在从前有桃仁丸就用辰砂同阿魏来镇静，治妇人被鬼魅所迷的。

当归同人参也有这功效。当归油的生理作用，就以大镇的镇静，延髓诸中枢的兴奋麻痹为主要点；人参据酒井同太郎的研究，谓其主成分 panacen[①] 对于神经中枢尤以大脑为有镇静、催眠、麻醉之作用。

百合也有缓解情绪的紧张效验，当见脏躁证患者，服百合后，心神畅条，症状减轻。

甘麦大枣汤，是一种滋养的疗法，一面枣子合有丰富钙磷铁、有机碳物质，一面病者倘若对医生有很大的信任，也会发生伟效的。

奔豚气的治疗，有奔豚汤方，系用当归、芍药的镇静，同甘李根白皮对奔豚的特效；桂枝加桂汤，有大枣的滋补，桂枝、生姜的健胃驱除胃肠气体的功效，日人大塚敬节，也曾说它有预防发作的能力。

（《新中医刊》1928 年 10 月）

《金匮》旋覆花汤正治肝著之证
何妇人革脉半产漏下亦以此汤主之，其理安在

郭九思

病有标本与缓急，法有正治与深治，不可不知也。如旋覆花汤，《金匮》凡两见，一治五脏积聚肝著之证，此为正治之法而急治之，是治其本也；一治妇人

[①] panacen：人参萜。

革脉,半产漏下,此为深治之法而缓治之,亦治其本也。观此二证,外证虽殊,其病根则同,追本求源,责在肝也。肝主藏血,又主疏泄,先以肝著言之,"著"字之义,曰著实,曰著落,即聚处之谓也,心生血而归于肝木,喜冲和果,得冲和之气,而展其畅达疏泄之性,人可无病。若肝受障碍,则所藏之血,即黏著而不行,凝聚而不散,此肝著之证所由成也。观病家欲人蹈其胸而快其意者,胸为气海,气受压力,则有运行之机,气既运行,而肝木有动摇之势,血亦随之而行矣。旋覆花汤药只三味,皆散血行血之妙品,故立为肝著之主方。至于妇人革脉半产漏下,明是血气下陷之所致,何反用旋覆花散血行血之药乎?不知仲圣因病处方,无微弗到,立法深奥,未易窥测。譬如泉中之水,浇灌田中之瓜,必经渠道流入,则瓜苗被其润泽,结瓜乃熟;若渠道阻滞,截断水流,瓜苗渐渐枯槁,瓜蒂亦落矣。心生之血,荣养身体,亦如泉水灌田。妇人之坐胎,又如结瓜然,未孕之前,全凭精血而成胎,既孕之后,又赖气血以养胎。血之源虽生于心,必经肝脏以疏泄,从胸前膜膈之间下于胞中,此即为养胎之材料。如肝受障碍,先失其疏泄之能力,虽能藏而不能泄,因无新陈代谢之作用,以致胞中枯涸,胎无所养,此半产漏下之状所由来也。此汤治此证者,疏肝脏,通经络,以活新陈代谢之机关耳。是从根本着手,非因半产漏下而始出此方治也。钱氏疑其有错简,非也。如《伤寒》小柴胡汤,本非汗下之剂,亦有服之而汗下者,推原其故,小柴胡能转少阳之枢纽,枢纽一转,则表里皆通,所以汗下兼行,此亦深一层治法也。亘相引证,可以无疑。

(《医学杂志》1924年2月)

"胃气下泄,阴吹而正喧,此谷气之实也,膏发煎导之"解

谢泽霖[①]

读《金匮》"胃气下泄,阴吹而正喧,此谷气之实也,膏发煎导之"一节,陈修

[①] 谢泽霖(?—1958):广东南海(今属佛山)人。学业于广东医学实习馆,后任教广东中医药专门学校(广州中医药大学前身),讲授妇科学、儿科学,为中央国医馆发起人之一,曾任广州市第一人民医院中医科主任,为广州中医学院(今广州中医药大学)筹委会委员之一。

园则谓胃气下泄，不从大便为失气，而从前阴吹出，喧然有声，此谷气之实，为大便不通之故，膏发煎导之，取其润以通大便，则气从大便而出，此通而彼塞矣。果如陈说，则阴之吹，由于大便不通所致耳，何竟三承气证，未尝见有转变阴吹之明文乎？且仲师只云谷气之实，并无大便不通之明文，此谷气之实，但言其气，又非燥屎可比。况首句既云胃气下泄，可知谷气之实，乃胃中谷气之实，并非大肠之实也，则陈氏于阴吹之旨，尚未悟也。及读《金鉴》，则注谓胃气实而肾气虚，斯言诚得其要旨矣。然而胃之所以实，肾之何以虚，暨胃实肾虚何以成阴吹之理，未有发明，则其理究安在哉？盖妇人谷气之所以实者，膏粱过饫，饮食过度所致耳；其肾气之所以虚者，房事过度，产育过多所致耳。况土实克水，又为五行相乘之至理乎。若夫胃实肾虚所以成阴吹之理者，又须首明月事之由矣。彼妇人月事，成自冲脉，而冲脉丽于阳明，古有明训，苟明斯旨，则阴吹之理了然矣。何以言之？夫胃实肾虚，既为阴吹之主因，而肾虚则胞室亦虚，胞室虚则冲脉亦虚，相因而致，理所当然。然而冲脉既虚，则必求其索丽于我者以救济之，譬犹小孩饥而求哺于母也。而阳明谷气所实，输运失常，未能奉心化赤以丽之，仅将其无形之气以应付之而已，所以阳明胃气，下泄而入于冲脉矣。惟冲脉本虚，则不能融和其气，遂直下而入于胞室之中，而胞室亦因肾气之虚而虚，竟不能融化其气，良由此气乃谷气实之气，慓悍之气也。既入胞中，断无返行之理，遂直冲阴户下泄，其声喧然，此阴吹之所由来也。若夫治法，《金鉴》则按膏发煎是衍文，而谷气之实也之下，当有"长服诃梨勒丸"之六字，或讥其擅改经文矣。殊不知世远年湮，传写错讹，无足怪者，倘泥经文，强词注释，是以讹传讹，殊失仲师之本旨矣。且诃梨勒能固下气之虚，而朴、陈能平谷气之实，文义药病，针锋相对，无可异议。然而此方之所以错简在杂疗方内者，犹小儿疳虫蚀齿一方之错简在本篇之末也，又何疑焉？故读仲师书者，务于上文下理，寻绎而贯通之，庶不致治丝而棼之也。

（《杏林医学月报》1929 年 5 月）

【编者按】

本篇论述各种妇人杂病的临证辨治，包括热入血室、月经病、带下病、前阴疾病、情志疾病，剂型包括汤、散、丸、酒、膏等，还有针刺、洗剂、坐药等外治法，内容丰富，形式多样。妇人杂病之因，仲景概括为"因虚、积冷、结气"，因虚主要是气血亏虚，积冷则为阳虚阴寒内盛，结气为气机郁结。

热入血室为常见妇人杂病之一，为妇人经水适来，外邪乘虚入里化热，症见发热恶寒、胸胁苦满、心烦谵语等，轻者可刺期门清热泄瘀，重者可予小柴胡汤。

月经病亦是妇科临床常见病，包括月经不调、崩中漏下、闭经等。如因冲任虚寒，瘀滞胞宫，见崩漏下血数十日不止，少腹里急，腹满，又有手掌发热、唇口干燥，予温经汤，此为温润化瘀止血之法；同为冲任虚寒，经血漏下，《妇人妊娠病脉证并治》篇之胶艾四物汤，亦可选用；若实证瘀血所致经水不利闭经，可用抵当汤破瘀攻逐；若因虚寒气滞瘀阻所致半产漏下，可予旋覆花汤；而土瓜根散为治冲任不固、寒凝血瘀，而见经水不利、少腹满痛、经一月再见，方中以王瓜、䗪虫、芍药、桂枝，皆温通破瘀之品，以实证为主。总体而言，本篇月经病条文以寒瘀为多，临证仍有因热致病者，还当辨证施治。

妇人腹痛，可以前篇妊娠腹痛、产后腹痛诸条互参，以作补充。大黄甘遂汤，为治水血俱结在血室，此方攻逐峻猛，而大黄、甘遂又与阿胶同用，当今临床可治各种妇科恶性肿瘤而又见出血者；当归芍药散，治腹中诸疾痛，以血虚水停为主；红蓝花酒，治妇人腹中血气刺痛，此必为瘀血阻滞所致；小建中汤则为治中焦虚寒，气血不足所致之腹隐隐痛、喜温喜按诸症。

带下及前阴疾病，亦为妇科常见病。此类疾病多以外治法为主，有用矾石丸纳药阴中者，有蛇床子散温阴中坐药，有狼牙汤浸汤沥阴中，开创了妇科外治法的先河。时至于今，妇科带下诸病，无论西医、中医，仍不外乎此诸法。

情志疾病，非妇人所独有，但仍为妇人多见。本篇所列二方，一为痰凝气滞所致咽中炙脔之半夏厚朴汤，一为心神失养脏躁所致喜悲伤欲哭、象如神灵所作、数欠伸之甘麦大枣汤。此二方当今临床极其常用，疗效亦十分理想，民国医家于脏躁证亦多有论述。

转胞，胞与脬同，即膀胱也。仲景言"胞系了戾"，缭者乱也，戾《说文》曲也,《集韵》乖也。胞系了戾,指胞系曲乖不顺,膀胱扭转,小便不利。妇人妊娠,胎儿过大,压迫膀胱,或男子前列腺增生压迫,均可致此病。仲景出肾气丸温阳化气利水,后世东垣滋肾通关丸亦可选用。另外,肾气丸为《金匮》出现频次较多之方,可治脚气入腹、虚劳腰痛、短气微饮、消渴、转胞诸多病证,此即中医所谓"异病同治"之法,其根本则立足于辨证论治。

序跋杂俎

《金匮发微》秦序

秦伯未

戊午秋，余从先师丁甘仁先生游，闻江阴曹颖甫先生能诗古文词，心仪之，居数月，郁郁寡欢，私袖近作，往谒于厦门路寓庐。先生见之曰：缠绵悱恻，此诗人之诗也。吾私淑渔洋数十年，新城嫡乳，将属斯人乎？余唯唯，时居停沈君仲文在座，遽握手言欢曰：今后吾得一畏友矣。自是过到日密，有所作，先示仲文，先生则或为评点，或窜易一二字，或竟弃置以为无庸存，兴之所至，时亦濡毫摊纸唱和，共忘寝食焉。翌岁，许君盥孚来同学，亦能诗，近选体，遂约每七日啜茗于明泉楼，藉图永日欢，并与王君均卿暨王一仁、严苍山、章次公诸同学，组织沧社，择半淞园为觞咏地，诗酒之盛，一身无两，而群未信先生之邃于医也。既而值江浙启衅，与先生同居，有问病先生者，辄书方予之，视之皆麻黄、桂枝、承气、白虎、十枣、青龙辈，非时医之所敢孟浪者，虽或效或不效，而识胆之高大，略可观之。因渐渐与语医经，《伤寒》《金匮》之外，独服膺于玉楸子，夫玉楸子之学问，祖于仲景，遗著八种，仅启长沙一人之秘，而文辞澜雅，倘先生以此自况，而不觉信之深欤！虽然，医之事，递进不息，今之人，宁让古人。后世河间之明类中，之才之创十法，东垣之重脾胃，丹溪之治痰火，又可之论瘟疫，生白之说湿温，孟英之辨霍乱，虽崇奉岐黄，导源仲景，而别有发明，不容遮蔽，衡之进化之机，决难视同敝屣。是则信古可也,薄今则未可。先生惟仲景是师,而余则欲擅众妙,此或取舍不同,龃龉不免,无庸讳饰者也。会有《金匮发微》之削青,命序于余,不敢掇浮词进,聊述知遇,并抒梗概。今者均卿作古,仲文以痿躄居乡,一仁远客武林,先生亦皤皤垂老,余则哀乐相乘,无复当时豪兴,不禁俯仰今昔而有余感也。丙子二月秦伯未拜稿。

伯未按:上序已见《金匮发微》,而先生删去论医一节,引施愚山题目,虽差文字,却佳语为按,亦一趣事。但愚意论学不妨相异,况处今日潮流,尤宜博采众长,西医之学说尚在参考,而独不屑举本国先哲之言论,似非学者应有之态度。吾友柳亚子诗云:论学或多相异处,著书要与后人看。因复检刊原稿,非敢自信,聊抒吾志耳。先生达人,当亦一笑。

(《中医世界》1937年7月)

《金匮发微》陆序

陆渊雷[①]

曩尝遇已故某伟人与余杭章太炎先生相继演说,某伟人陈义肤薄,吐辞浅易,而听者倾耳屏息,摩肩重足,讲舍不能容,章先生继之,引据翔实,言辞雅驯,三数语后,听者稍稍引去,比讲毕,全舍仅存十许人,有假寐者,此无他,其曲弥高,其和弥寡故也。江阴曹拙巢先生,精选学,诗文书画,俱推绝诣,以其余绪治医,专宗长沙,视晋唐以后蔑如,无论金元,与故名医丁君甘仁友善,讨论医学,互相推重。丁君精诣秘术,门人子弟或未尽知,拙巢先生知之独详。二君既年相若,道相似,然妇人孺子,皆知有丁君,而丈夫治医者,或未知有曹先生焉,此无他,曹先生拙于言辞,不善修饰,上海浮夸之地,人多皮相故也。丁君既没,后生小子,转相依附,窃取剿袭,跻于著作,人或

[①] 陆渊雷(1894—1955):名彭年,江苏川沙(今属上海浦东新区)人。师从朴学大师姚孟醺,精通诸子百家,后问学于章太炎,师从恽铁樵。创办函授学校、上海国医学院,先后任教于上海中医专门学校和上海中国医学院,任中央国医馆常务理事、学术专任委员会委员等职。一直致力于整理和发扬中国医学,力主"中医科学化",著有《伤寒论今释》《金匮要略今释》《陆氏论医籍》等。

亦争相购取，风行一时。曹先生出其心得治验，著《伤寒发微》，仆得而先读之，以经解经，精湛允当，以为自来注大论者未能或先，而世人顾不甚重视焉。嗟乎！末世耳食，颠倒是非，有如是者，仆因章君次公，获交先生，久已心仪其人，而愤世人之无目。今先生将续刻《金匮发微》，走书责序，且嘱揄扬以速其书之行，仆谓先生书风行与否，不足为先生重轻，不行适足以见先生耳。因书其所以知先生之始末，以审天子后世之具正法眼藏者。

丙子三月后学陆彭年渊雷拜序
（《中医新生命》1936年4月）

《金匮发微》姜序

姜佐景[①]

　　读书不难，读中医书则难；读中医书不难，读《伤寒》《金匮》则难；读《伤寒》《金匮》不难，能融会而贯通之则难；融会二书而贯通之不难，能重实验，摒忆测，注释之喻人以真知则难；注释二书而喻人以真知不难，能临证施治，胥用经方，行与言合则良难；注书临证，行与言合不难，而能一剂知，二剂已，起沉疴于顷刻，挽天命之将倾，则大难；然而药到病除，巧夺天工，犹不难，藉于医术之外，并茂医德，恻隐之心油然，慈悲之怀沛然，遇贫病辄施药，过富家不矜功，风雪交加，不能阻其驾，千里迢遥，不足挠其愿，仿佛乎天使之下凡，登斯民于衽席，能如是，则万难。今有仁人焉，皓然白发，霭然和颜，竟能运此万难若反掌，历数十年如一日者，则七十翁拙巢老人吾师江阴曹颖甫先生是也。先生夙承家学渊源，复寝馈于仲圣之书者，四十余载，以己巳年成《伤寒发微》，刊行于辛未年。然先生虚怀若谷，不肯标榜，故虽验案累累，而《伤寒发微》中不多觏也。嗣续著《金匮发微》，始纳章氏次公言，稍稍入治验

[①] 姜佐景（生卒年不详）：浙江瑞安（今属温州）人，毕业于上海中医专门学校，后随曹颖甫临诊而为入室弟子，致力于《伤寒论》学术学理阐发与临床应用，辑成《经方实验录》。后移居我国台湾任"中国医药学院"《伤寒论》教师，是当地《伤寒论》学术研究和教学的先驱。

于其中,珍藏迄兹,盖又历八寒暑矣。迨佐景从师游,展卷拜读,方恍然知甘草粉蜜汤之粉为铅粉,蒲灰散之蒲为大叶菖蒲,蛇床子散本治阴中痒,而温阴寒之坐药,当为吴萸蜀椒丸,蜘蛛散并不毒,而能治狐疝如神,此皆先生所独验,抑亦千古之卓识也。更知皂荚丸之治咳逆上气,诃黎勒散之治气利,初不嫌其荡涤太峻,抑或收涩过专。又知一物瓜蒂之治太阳中暍,病者微汗即愈,绝不吐,亦不下,与《本经》荡下之说迥异,奔豚汤之治奔豚,有赖甘李根白皮之功,适与外台之方相合,复见葶苈大枣泻肺汤之治肺痈,大黄牡丹皮汤之治肠痈,化险为夷,不劳刀圭祛病而喜,宛现音容。推至桂枝芍药知母汤之治历节,桂枝加龙骨牡蛎汤之治盗汗与失精,无不如响斯应,别有发明。若夫麻黄加术汤治风湿之初起,微汗而解,免致所谓湿温之变,射干麻黄汤之治喉中水鸡声,疾平辄愈,亦无所谓肺病之虞,是又岂近世医家所可梦想而几及也哉?综上名贵之治绩,遑论非他书所有,纵欲求之于汤本求真氏之《皇汉医学》,亦有所不可得者。夫《皇汉医学》一书,乃日本诸名皇汉医家成绩之荟萃,风行我国,学子奉为圭臬。今《金匮发微》既有所过之,则其真际之价值,亦宁有涯涘①哉?抑尤有进者,先生之学既臻化境,遂视亲历之奇特医案为不足录,甚或弃之不稍惜,而他人偶获其一鳞一爪,又靡不拱若珍璧,函以金玉。孟子曰:口之于味也,有同嗜焉。嘻!是岂偶然哉?佐景不敏,侍诊数载,虔求师道之发扬,爰选集先生医案医话都二百余则,益以己读书临诊之心得,汇为一集,恭秉师命,颜曰《经方实验录》,盖纪其真也。兹是录已分案刊诸全国各医学杂志之中,以快读者之先睹,并作发微之印证,夫然后仲圣之大道,复兴于今日,病家蒙其福,医者增其荣,更不复有医难之叹,方符吾师之夙愿矣乎!佐景乐观《金匮发微》之发刊也,敬书此为志景仰云。

丙子年五月门人姜佐景谨序

(《神州国医学报》1936年5月,《光华医药杂志》1936年6月)

---

① 涘(sì):水边。

《金匮要略今释》序

徐瀛芳[①]

  往在故都,闻上海设国医学院,主教事者为陆子渊雷,心仪焉而未悉其详也。方是时,余窃疑我国医术,渺漠寡效,非融会远西实验之学理,推阐汉唐遗籍,驯绎海内灵秘方药,树坚固独立之基,终不足自存。逾岁,始草医学平论十篇,揭其宏旨,亦未敢自炫于人。施君今墨适见而韪之,遽驱车造访,得此印证,心稍稍慰,金陵奠都,遂返故山。戊辰之冬,遭逢寇警,短衣蹑屦,与悍寇相角于林莽间者,三越月。翌年乃走南昌,悬壶自给,偶览渊雷《伤寒论今释》,折衷历代注家,益以东邦诸师之说,而以融会远西学理为归,不图平论之旨,渊雷竟先我而成伟业,此心此理之同,不必待诸异代也。去夏检草寄渊雷,渊雷狂喜,题语崇饰逾分,冬初始相见于新都,其心虚甚,而容简穆,而思沉刻,居数日别去,意犹惘惘,顷以《金匮要略今释》稿成,远寄相视,且属为之序。夫仲景遗文,自永嘉丧乱,零落特甚,厥后江左易姓扰攘,其文物有时尚不及北朝,方脉家矜贵抱守,授受各异。唐兴,远搜西土三藏,于医典未遑从事,故《千金》《外台》,不过成一家言,孙思邈犹于著《千金翼方》时始获见《伤寒论》也。天宝早乱,文化日衰,终唐一代,绝少发皇。赵宋校理医籍,斯学乃渐昌明,据书录解题,谓《金匮要略》,为王洙从馆阁蠹简中录出,似前此因视《伤寒论》之破碎为尤甚,未曾并行于世,历代注家,亦强半涂附而已。今渊雷之诠释,体例略同《伤寒论》,其孤诣殆尤过之。如开端见肝之病知肝传脾诸语,不过缀拾残篇者之生克赘辞耳,渊雷释之,谓《内经》以愉悦舒畅为肝德,忧愁忿怒为肝病,以脾主为胃行其津液,又多包括消化器官全体而混称脾。是古书言肝,泰半指神经,言脾乃指胃肠吸收功用,盖愉

[①] 徐瀛芳(1880—1941):舒尊,号盈凡,江西修水人。举孝廉,被授内务部主事,不久即弃仁宦,钻研中医经典著作。临证精内、妇科,治学主张"中医科学化",发皇古义,融会新知,倡议以现代科学理论解释中医学说,设立中医院,曾任国民政府卫生署中医委员会委员。著有《医学评论》《舒尊医案》《徐氏家传验方》《脉理指南》《中医看护学》《内科规范》等。

悦则神经舒畅而消化王,忧愁郁怒则神经受刺激而阻碍消化。是之谓肝病传脾,从而覼缕①其说,抽思骋辞,曲尽事理,固已神奇腐朽矣。至释妇人转胞条,取《脉经》及《病源候论》所引仲景语,参互考订,以证《金匮》之文,印以远西学理,冥想符契,无待牵合,以胞为膀胱之脬,非裹儿之胞,以肥人今瘦,荚膜空减,肾脏游走下降,致输尿管屈折,而解胞系了戾,则巢《源》所谓外水不得入,溲不得出者,得此不啻若绘想象图。至是而知今日解剖、生理、病理诸学,诚与汉唐古义多不相背驰,而全书精蕴,顾犹不仅此。其善读书也,在以古籍疏证古籍,不为凿空附会,使音训义理,涣然冰释。近数百年中,自石臞王氏读书杂志而外,殆无俦匹,其刺取新义也。既定统系,则理无古今中外,皆可任我去取,非影响比附,以只义新疑自矜,方其片语未安,矫首凝神,其中若有大不得已者在。及至逌②然有得,落笔淋漓,几疑古人来相告语,故其为书,包含万汇,非专攻古学及西学者所能范围。然则余于渊雷之纂言也,夫何间然?余与渊雷治医宗旨相同者,非得诸上下其议论之时,皆见其文而后识其人,而渊雷精力造诣,已倍蓰于余,则渊雷之罗致简练,所以益吾知而节吾脑力者,受赐实多,而来学之所得于渊雷者,当更何如?此殆释氏所谓法施者与。余懒废,惮于为学,恫政教之失修,自审无致力斯人之会,然犹时与渊雷通一纸书,研绝学于举世不为之日,然谓精神报国,不后于阔剑长枪之伦,渊雷其谓之何?因自忘其陋,书此归之。

中华民国甲戌岁,大寒节之夕,修水徐舒萼瀛芳拜撰
(《中医新生命》1935年2月)

《金匮要略方论今释》自序

陆渊雷

予生清季衰末之世,上之不能立德立功,自致显扬,次之不能随党国先

---

① 覼(luó)缕:详细而有条理地叙述。
② 逌(yōu):古同"悠",悠闲自得。

进奔走革命，藉跻津要，下之又不能攀援依附，取富贵利达，其桀骜悍鸷之质复不肯与草木同朽，乃遁于医以自给。其治医也，主以汉师训诂，远西科学，读中土汉唐古书，博考深思，去其浮空执滞，为之疏通互证，向之中西画若鸿沟者，予则糅合为一，故方术则中土，理法则远西，心之所安，非敢好异也。近世俗师，多喜苏派清淡之药，取法叶天士、吴鞠通、王孟英，谓可以寡过。予则宗师仲景，又不若东邦所谓古方派之笃守成方，喜以己意出入增损。是以并世业医者，无中西远近，皆目予为异端怪物，甚者造作蜚语，肆其抵排焉。而四方神交，学子后进，推崇奖饰，用相慰勉者，亦往往而有，岂其怪僻独特之性，亦有同调欤？抑当时之毁誉，不足为之劝沮欤！曩成《伤寒论今释》，既已印行，今续成《金匮今释》八卷，砌版既迄，乃为之序曰。《金匮要略》三卷，旧题汉张仲景著，晋王叔和撰次，而宋臣林亿等校理流传者也。仲景自序，称《伤寒杂病论》十六卷，说者谓十卷论伤寒，即今之《伤寒论》及《金匮玉函经》，六卷论杂病，即今之《金匮要略》。然隋唐史志所载，有《张仲景方》十五卷，而无十六卷之本。《外台秘要》引仲景方，在今之大论要略中者，皆称仲景《伤寒论》，而每方注所出卷数，其百合诸方、霍乱理中汤、附子粳米汤、四逆汤、通脉四逆汤，并云出第十七卷中，肺胀小青龙加石膏汤、越婢加半夏汤、肺痈桔梗白散，并云出第十八卷中。是王氏所据，其卷数与自序、隋唐志并异，且六卷之杂病论，如何删并为三卷，皆莫得而详焉。至近出古本《伤寒论》，则作伪之迹显然，既已有辨之者，可弗论。今之《金匮要略》，乃宋翰林学士王洙，得于馆阁蠹简中，曰《金匮玉函要略方》三卷，上卷论伤寒，中论杂病，下载其方，并疗妇人，录而传之，林亿序及陈振孙《书录解题》，赵希弁《郡斋读书附志》皆云尔。林序又云：校成此书，仍以逐方次于证候之下，使仓卒之际，便于检用。又采散在诸家之方，附于逐篇之末，以广其法，以其伤寒文多节略。故断自杂病以下，终于饮食禁忌，凡二十五篇，除重复，合二百六十二方，勒成上、中、下三卷，依旧名为《金匮方论》云云。是王洙所得者，盖《伤寒杂病论》节略之本，故曰要略，今之《要略》，虽仍为三卷，实则中下二卷删并而成，又非蠹简之旧矣。《要略》原书，上卷论伤寒，林氏病其节略，弃而弗取，然今存《伤寒论》《玉函经》，犹为完帙；其中卷论杂病者，节略当亦如《伤寒》，林氏虽取《千金》《外台》以为附方，殆不能补完其旧，惜哉！王洙字原叔，应天城（今河南商丘县）人，《宋史》本传，称其泛览传记，至图纬方技、阴阳五行、算数音律、训诂篆隶之学，无所不通。又欧阳永叔《归田录》，载景祐中李照作新乐，照每谓人曰：吾乐之作，久而可使人心感之皆舒和，而人物之生，亦当丰大。王侍读洙，身尤短小，常戏之曰：君乐之成，能使我长大乎？闻者以为笑，则王之为人，短小滑稽而博学者，嘉其搜罗遗佚之功，因附及之。《今释》体，一如《伤寒》，因不别作凡例，《伤寒》所据为赵刻本，《金匮》则赵刻极难见，通行《仲景全书》，亦无佳刻，今据《全书》及丹波氏父子所校，录之于篇，他日幸得赵氏原刻，当重校之。属稿始于戊辰八月，后于《伤寒今释》仅半载，其时任医校教课，二书常同时属草。《伤寒今释》因读者督促，仓卒付印，多未惬意，此篇则屡经改易，或不致与《伤寒今释》并覆酱瓿乎！此篇改易续成之际，内子本琰已来归，时助检阅，因附其名。

甲戌腊月陆渊雷记

（《中医新生命》1935年6月）

《金匮今释》外序

陆渊雷

我的《金匮今释》，摇旗呐喊了五六年，好容易，总算出版了。在这五六年中，四方爱读者纷纷函询出版期，鄙人往往估量着可以出版的时期，作书答复，岂知到了那时，依旧不能出版。这种情形，已经屡次不一次，在函询者果然是失望而懊恨，在鄙人也是惭愧而抱歉。还有几位中医界闻人，在性行上、学术上与鄙人不大合适的，放出空气，说陆渊雷的《伤寒今释》，给他哄动了一般人，这《金匮今释》可没有本领编成了，你看他屡次空言搪塞，只听楼梯响，不见人下楼，这书是不会出版的了。这些空气，时常吹到鄙人耳朵里，倒很觉得心领感谢，为什么呢？《伤寒今释》出版得太仓促了，出版之后，有好几处地方，自己觉着不对，要想修改，书已印出了来不及，真叫作悔之不迭。而且《伤寒今释》的虚名闹得太大了,树大招风,很有几次给人家驳难攻击,诸君想必也有见过的,那些驳难的文字,虽然免不了意气谩骂,却也有几分说得对的,鄙人平心静气看来,也有自己正要修改的地方,没有说出,给驳难的人先说出来,不过他人说的,总不如我自己心上所蕴蓄的,来得切实而深刻罢了。《伤寒今释》是三年前脱稿的书,现在看来,已经这样自己不满意,假使现在修改了重印,再过数年,当然又有不满意的地方发现了,这因为学问之道无穷,凡是用功的人,皆有月异而岁不同的进步,所以往昔的学者,必待晚年定论,然后把著作印出来。朱晦庵老病到了临终的一天,还强起修改《大学》的《诚意》章,这种举动,一半虽是爱惜毛羽,不肯落人家褒贬,一半也是古人的淳厚,不肯把错误的学说误人啦。现在人心不古,卖书只想赚钱的,果然谈不到此。鄙人总算不合时宜,不肯钞剪成书,把原稿改了又改,一部书弄了三五年,加之忙而懒,这是出版迟缓的原因,可是比了古人那样的审慎,相差还远哩。现在既已出版了,这些话也不必再说,在此做一篇外序,给读者诸君解解闷。

中国书的体例,只有内篇、外篇、内集、外集,从来没有什么外序。不错,这外序的名目,是鄙人一时杜撰的,不过一篇白话文,谈不到体例,谈不到引经据典。现在的新文学家,随便写写,韵都不押,也可以算诗,那我杜撰一个外序的名目,说不定也是一种新文学哩。外序的主意是什么呢?一部书的序,原是说明著书的宗旨与经过的。我这《金匮今释》,已请徐君瀛芳、施君今墨各做了一篇序,自己也做了篇自序,一齐印入原书里了,不过《金匮今释》,自己当他是规规矩矩一部书,那自序也得有个体例。凡是琐屑地方,体例上不便写进去,但是多数爱读拙著的朋友,都表示着十分亲热,简直是未经谋面的知己朋友,那么,我著书以及印书时的一切甘苦曲折,也得向朋友谈谈,这些朋友既是散处四方而难以谋面,只得用笔墨代替谈话,这就是外序的主意了。

《金匮今释》最初的属稿,是在戊辰年八九月间,鄙人在中国医学院教课,就把《今释》做讲义,自序里已经说过了。那时上海有两个中医校,一个是上海中医专门学校,戊辰年春天,这校里找鄙人去教过《内经》与《伤寒论》《伤寒今释》便是此时创作的。中国医学院的创办人王一仁、秦伯未、章次公三君,都是中医专校毕业生,在母校里当教员,因为母校太守旧,请求革新而不许,三君乃携带一部分学生,喊着革命口号,出来创办这中国医学院,因此,两校处于竞争敌对地位,彼此想罗致好教员,撑场面,要不然,中医专门学校也不致于找鄙人去教课了。鄙人在专校教了半年,不继续了,其间曲折,略见《陆氏论医集》,及本刊第三期《高君涧庄来函后附注》。此时王君一仁已回浙江原籍,中国医学院由秦君伯未主持,章君次公副之。秦君知鄙人已离专校,即嘱章君邀聘,鄙人初则婉辞,盖深知中院与专校居于敌对地位,鄙人虽离去专校,在人情上不便翻然就其敌校故也。乃专校有男女管理员各一人,与鄙人同时离职,其男管理员是鄙人国学旧生,家贫不可失业,嘱鄙人勉就中院,以同时聘用该男女管理员为条件,秦章二君遽允之,于是鄙人又做了中国医学院教员矣。鄙人在专校,原教《内经》与《伤寒论》,中院则秦君自己是《内经》专家,乃令鄙人教《伤寒》《金匮》,秦君谓我云,《伤寒》本有讲义,请用旧稿续编下去,但编讲义是苦事,《金匮》就用尤氏《心典》作课本,不必劳神另编了。秦君的办学校、著医书,鄙人就佩服他一个"简"字,就是《论语》居敬而行简的"简",所以很省力而成就很多。鄙人草两种《今释》,以及后来承乏上海国医学院,字字处处要实牢实作,弄得吃力万分,出品却很少,秦君叫我勿编讲义,也是简字法门中的一点儿啊。《金匮》课讲义是不编了,用尤氏《心典》作教本了,可是讲授时候,绝不是一字一句的照书说法,自然要把我自己的见解说出来。有时候讲的人讲得出了神,听的人也听得出了神,教室里只听到陆渊雷的怪声厉气,与沙沙粉笔黑版之声,外面打下课钟,都会不听到。有时讲的与尤注冲突了,学生便嫌课本不佳,问何不选更佳的课本,鄙人答以现成的《金匮》注本,这《心典》要算最平正最清彻了,若要带科学理解,更佳的课本,那是买不到,只在我肚子里,那班学生便扭股糖似的要求也编讲义,却不过,便动起笔来,这是草创《金匮今释》的事实。可是一动了笔,就费事了,光是口讲,可以说个大意,有些原文出处,一时记不起来,都不必翻检,动了笔,那是黑笔落到白纸上,处处须得寻根究底,丝毫不容含糊,所以一两个钟点的课业,往往费整天的工夫编讲义。这种苦况,与次公常常谈说,旁边伯未听着,暗中好笑,笑我不懂得简字法门。

在中国医学院教了半年课,次公又与徐君衡之等开办上海国医学院,把个鄙人加上那教务主任的头衔,支配课业。这也罢了,又因初开办,经济上穷得赤条条的,于是商议着,处于主人地位的几位职教员,如各主任之类,须得多教些义务功课,好省些教员薪水。鄙人既经教过《伤寒》《金匮》,就被认为《伤寒》《金匮》专家,这两部书,自然要鄙人讲授的了,因此,上海国医学院前后共毕业了三班,皆受过鄙人的《金匮》课,连中国医学院教过的一班,这《金匮》总共教过四遍,而这部《金匮今释》,也就修改了三次,头一遍是初稿,第二遍是初次修改,挨下去,第四遍是三次修改。那时鄙人尚未学佛,尚未忘情名利,觉道教这义务功课,既无利可图,若不趁此著成一两部书,图个后世之名,那就太对不住自己了,这名心一动,便不顾辛苦,每修改一遍,竟有大部分稿子毁弃了从头再写的,编到后文,触发了什么心思,又常常回头修改前文,等到付印,全部稿子里,竟找不出一张初稿的原作,又有许多剪贴增删钩乙,说句老脸自大的话,我这亲笔书稿数百年后遇到考古家,从中研究,哪几页是某次修改、哪几处是某年增删,一处处考究起来,也很够味儿的哩。《金匮》的旧注,从赵以德以来,所见的不到二十家,找参考书时,比《伤寒论》难得十倍。鄙人最初想从学医的恽铁樵先生,对《金匮》的研究也很少,他老人家常说,后半部《伤寒论》,远不如前半部精彩,好像石碑一样,下半段近碑趺地方,雨打泥蚀,剥落得不可读了;至于《金匮》,比后半部《伤寒》论更没意思,这是八九年前的话。听说现在恽先生函授讲义中的《金匮》,也是不信任的话居多,那么,他老人家的眼光,还是与八九年前一样。所以鄙人起草《金匮今释》时,除却几部旧书而外,竟没有请教讨论的地方。恰好祝君味菊初到上海,颇思结纳友朋,经人介绍,相见论医。祝君口如悬河,问无不答,所以《金匮今释》的初稿,首二篇多采祝君之意,油印出来,亦有成都祝味菊校阅字样。其后彼此事忙,难以继续讨论,而历次修改之时,自己发生了许多与祝君不同的见解,今所印行者,第三篇以下果然全无祝说,即首二篇亦所存无几,也就不再借重祝君校阅的大名了。这并不是鄙人瞧不起祝君的学说,因为立说著书,关系身后名声,尤其是医学,关系人群性命,若要抛弃一点自己的主张，容纳一点他人的主张，实在好像是一件弥天阙憾似的，放不下心，倒不如一本自己主张，为功为罪，千百年直任无辞。况且祝君自己著了《伤寒新义》，他日当然也有《金匮新义》出世，留下他的学说主张，各自独树一帜，听凭读者去取，倒觉得彼此心安理得。但是当时祝君一番讨论热心，鄙人是一辈子感谢的，所以在此附记出来。

　　普通人的心理，家里越是贫穷，越要装做阔气，为的是经商可以调度资本，说话也威光些，易得人家听信；倒过来，越是富厚，却越要装穷，为的是怕亲友借贷，以及强盗绑票诸色的光顾也。钱财是如此，学问也就差不多。鄙人的两种《今释》，初属稿时，老实说，肚子里的医学，实在还很空疏，那时的心理，也像贫人装阔一样，偏要做出渊博的样子，于是遇到旧注好些的，就把他改头换面，化做自己的文字；后来渐渐接近佛学，那名心渐渐淡了，一方面医学也很得教学相长的进步，教书比读书更易进步，这是二十余年做教员的经验，不知普天下学者，同此甘苦否？自觉看到边际，看得彻底了，于是偷取暗钞的行为，一概不作，旧注凡有可取之处，一概采入原文，只加些补苴引申的话头，逼不得已，然后自己做一段注，却仍把瑕瑜互见的旧注，附在后面，所以两种《今释》的首卷，总是自己的注解多，采取的旧注少，越到后来，越是采取前人的旧注多，自己的注解少了，换句学问中的内行话，起先是唯恐其言之不出于己，后来是唯恐其言之不出于人，在不知道的读了吾全部书，还道是起先肯卖力，后来便偷懒哩。今天这里自己暴露出来，作为忏悔。

　　《今释》既是学校讲义，所以自属草以及历次修改，皆是一方面载笔，一方面授课。授课是依照课程表，不容间断的，于是吾的载笔，无形中有一种势力来驱迫着，不容吾停顿，要不然，鄙人琐事既忙，又沾染了读书人的通病，思了一个懒字，偌大一部书，只怕一辈子也不得杀青。那时鄙人却有自知之明，有意借授课的无形驱策，来完成吾的著作，所以虽是义务功课，虽然十分辛苦，却毫无怨尤幡悔，只管忙里偷闲，埋头没案地编撰，有时实在工夫来不及了，或编撰时遇到困难问题，成稿不够课堂上的应用时，便运用吾的教授法，由此及彼，只管讲到连带的问题上去，好在肚子里颇有杂货，只消提起精神，使听讲学生不感觉厌倦，便讲义少些，也就高高兴兴地挨过授课钟点。因此之故,起先几班受《金匮》课的学生,往往不及教完全部,已经毕业,便是最后一班,也只讲完第二十二篇妇人杂病为止,那杂疗以下三篇,尚未成稿,但是自己的心志,若要排印发行,总要把余三篇一体加入,保存全部《金匮》的本来面目。可是那时国医学院已经停办,自己也不愿意再当教员,琐事依旧是极忙,而驱迫吾编撰的无形势力,业已不复存在,是以时常接到催询出版的信函,竟不能早日出版,直至遥从课业中立刻要用到,又是一种新的无形驱策来了,然后从头整理修改,补完了杂疗等三篇,赶紧付印,可是他种遥从讲义,又因此搁了起来。

讲到本书印刷的历史,却也很长,除学校中油印讲义不算外,民十七丁济华办《中国医学月刊》,嘱吾编辑。彼时外间催两《今释》出版者,已时有邮件,故从月刊第三号起,每期附印《金匮今释》若干页,预备留起纸版,将来出书时不须重排。及办了上海国医学院,事情忙了,无暇编辑,济华的月刊也不久便结束了,那副纸版便弃了不曾用。在上海国医学院授课时,祝味菊的亲戚,新开了一家印刷店,味菊嘱介绍生意。此时《伤寒今释》正在排印,而学院中油印讲义,仍以《金匮今释》的分量为最多,书记来不及钞写,乃发往该印刷店排印,印了百许张作讲义用,也留起纸版,预备出书时不重排。半年之后,该印刷店因误接了一批印刷品,被地方当局查封了,于是换一家接排下去,可是印刷店脱期的恶习惯,往往赶不上授课应用,不得已,授课时仍草草油印,他日补发铅印的正式讲义。那时学院经费支绌,方处处图节省,排印正欲省书记薪工,今既仍须油印,是欲省反费了,所以就不复排下去。那次记得排到《胸痹心痛》篇为止,纸版仍在,近来看了,仍有修改之处,所以仍弃去不用,而现在印出之书,实已第三次排版了。

讲到印书发卖的利弊,印少既恐不敷需要,印多了存搁起来,不但搁起资本,而且上海的寓庐,又无多大空屋堆放存书。况且农村破产,经济极度衰落,比较《伤寒今释》出版的时候,大不相同了,六七块钱一部书,购买力当然是甚小,《伤寒》印了三千部,至今还没卖完,可知《金匮》不宜多印,于是斟酌情形,只印一千部。《金匮》的字数页数,既比《伤寒》为多,约为五与四之比,印少了成本便昂,更要影响定价,何以呢?纸张印工是有一部算一部的,惟有排工,却分摊于所印部数上,例如一部书的纸张印工是两元,那书版的排工是三千元,印了三千部,每部只摊到一元,合起来成本是每部三元,若只印一千部,每部便摊到三元,而成本便是五元了,所以一部书排成之后,印得愈多,成本愈轻,而定价愈可以减低。据经验家的说话,印三千部最为适宜,因为再多时,每部上所摊轻的排工有限,而转运存放反有许多不便故也。《金匮今释》既只印一千部,为欲定价之不十分增高,于是排印诸方面,便不得不加打算。从前印《伤寒今释》,从排版以至装订,完全托华丰印刷所一手包办,照单算钱。此次既欲打算,便不敢作此阿官少爷态,恰好友人姚石琴君,是商务书馆出身,于印刷事极精明,由渠介绍三明制版厂排版,该厂只排不印,只做成纸版为止,别有友人业纸商者,代买纸,又有业印刷之亲戚,介绍辛利印刷所代印,姚石琴君又介绍一家订书厂装订,如是处处自办,比较的可以价廉物美,然而够麻烦的了。排版者因为不是他家自己印,所以纸版往往打得不甚深刻,好在浇出印得模糊时,不是他的责任;印刷者因为不是他家经手装订,所以印的页数,竭力撙节,既省工,又可将多余的纸移作别用,好在装订不满数时,不是他的责任。结果,一千部书非但没有一两部多余,颠倒少了七部,只得九百九十三部,外加一捆散页。

讲到校对,那更麻烦了。照例,版子排成,排版厂自校一次,送与著书人校两次,然后打纸版,约定了日子脱期,是多数排版印刷所的通病,有时催得急了,他便打出毛坯,厂中没有校过的,来给你校。除却错字不算外,还有架上缺少,没有浇成的字,把方的圆的一个个圈圈儿滥插着替代。校对时用红笔注出,把校样四边密密地写满了,还是写不下。这样的满纸错字,手民拿回改正时,自然眼花缭乱,看不清楚了。而且校对这件差使,并不是对照原稿,一字字对准了就算完了,校的人还须有学识眼光,方能胜任愉快。从前各省官书局翻刻十三经、廿四史,底本是清清楚楚的旧刻书,并不是行草书的草稿,在普通人看来,是极易校对的了,为什么总要请学问名家去担任校对,可知校对之事,并不像普通心理那么容易。鄙人这部《今释》,果然是蹩脚书,万万谈不到请名家校对,却也敝帚自珍,不肯像市上医书一般地马虎,于是只得自任校对。可是自己笔下写出来的文字,看下去,心目中总是熟溜的,校对时便有许多滑过不曾看出的错误。通例第二次的校样,校对人签了字,排版者照样修改好了,便打纸版,鄙人却发现这样打的纸版,还有两种可能的错误:其一,是上面说的滑过不曾看出者;其二,手民改正时,于版中拔去一字,往往将四旁不误之字随手带出。工人作事,但求面子上派司,意即过得去,决不肯竭忠尽智,于是要改的错字虽改正了,四旁带出本来不误之字,随手插插,颠倒错乱,反而错成一塌糊涂。等到印出来发觉了,虽然可以交涉,责令重排重印,究竟费唇舌,费时光,不如趁未印时仔细些的好。所以等他们打了纸版,印出清样时,再细细阅看一遍,倘有错误,即嘱其在纸版上改正。但这是排印习惯以外的手续,厂方多少有些不大愿意,没有别法,钱可通神,许其于正价之外,别给酒资,总算客客气气照办了。

排版者原约定去年旧历十一月底排完,相当国历的一月初,印刷与装订,不若排版的费时,一个月尽够,所以鄙人对外声明一月底出书。可是上面说过的,脱期是排版印刷所的通病,鄙人一面催促,一面想用怀柔方法,引起排版者的良心来,好叫他自动的赶快,所以排到一小半时,排工要预支工资,即照许付给,可是工作依然不见紧张。挨到旧历十二月底,国历一月底,尚余目录序文没有排出样来,那时排工开来发单,说目录序文决赶排不再延迟,但因旧年团结账期,要求将工价先行付清。鄙人以为要他们赶快,必须买他们欢心,于是将正价及所许酒资一并付清,以为我用好意待人,人必以好意报我,区区目录序文,一两天内必当完工。此时虽已到出版期,但正文已排好者,早已印好,送往装订厂折叠了,只要序目排完,印订皆极易,至多与预定出版期只差两三天,就不必登报声明展期出版了。岂知三明厂收齐工价之后,一天两天三天,由你盼望,总不给你送校样来,催了几次,才大模大样地答复我,工人已分散回家过旧历年,须新年开工后继续排完。此时预约人催问出版之信,已雪片飞来,有几位还客客气气地询问,有几位竟满纸谩骂起来,什么办事糊涂哩、失信哩,甚至滑头骗钱哩,形形色色都有,既不胜答复,惟有登报声明,乃草一广告底稿,约计广告费五六元者,嘱三明厂持去登报,先函寄厂中,五六日无答复,再函寄住居厂外之经理,依旧石沉大海。直到旧历年初十边,才慢条斯理地送来校样,而且校后的修改也马虎了,诸君只看书中自序末半页首行末行头上的"今"字、"金"字,彼此互误,目录六页妇人妊娠一行,"证""并"二字,弄得既不像证,又不像并,无论怎样说话交涉,老是给你个不理,诸君试想,鄙人还有何法?打乎骂乎?请律师打官司乎?只怪鄙人自己不善驾驭工商业人,不该将工资先行付清,弄得没有把柄,既劳预约诸君久盼,又把书上存留疵累,实在抱歉万分,不过从此得了教训与经验,知道娑婆世界的众生,未可一概推心置腹,待以君子的哩。

　　出版耽迟的原因,悉如上述,是为了目录与序文。其实,序文的关系尤大,因为目录并未等候稿子,序文则几于全书排完之后,只末卷未完之时,才请人做的。近时的潮流,小小一部书,必得请许多阔人名人,赏些题词题字,若是中国医药书,中央国医馆馆长的椽笔题字,是最低限度以内必不可少的了。鄙人却不讲究这些,并不是故意立异,只为求实与贪懒。《今释》是医学书,凡是不懂医学的人,无论他阔到怎样,名到怎样,或是其他学问高明到怎样,都不必请教。鄙人又是草莽贫士,凡是富贵当涂的大人先生,都不敢请教,这叫作求实。请教大人先生阔人名人,须奔走伺候,有时阎王好见,小鬼难当,门口的豪仆二爷,那种高视阔步的尊容,实在令人难于仰攀,因此益发不敢请教了,这叫作贪懒。所以揭开鄙人的《今释》,惟有一股寒酸气,绝无富贵人的片词只字。从前《伤寒今释》,请章太炎先生作了篇序,他老人家既深通医学,又是名而不阔,门无豪仆的,我小子有所请求,居然可以直出直进,还可以磨墨伸纸,立请成篇,此次《金匮今释》,当然是一客不烦二主,又要求他作一篇了。无如不巧,他老人家迁居苏州,一时不知地址,立等印出的书,又不便久待,只好俟诸异日。此外上海的医学家,虽然很多,或则学说不同,或则志趣异响,不是他瞧不起我,便是我瞧不起他,亦无求序的相当人选。章次公差不多了,可是比鄙人更忙更懒,加以落拓,假使送书稿给他,非但十天半个月不得交卷,还怕连原书都给你丢失了。于是只得舍近求远,请施今墨、徐瀛芳两位先生各作一序。施先生为北平名医四大金刚之一,治病确然是高手,他一向努力于中医的改进,物识人才,把鄙人很加谬赏,要算是医学上的知己。徐先生寓居江西南昌,比较的是新交,但是他的学问品行,都值得崇拜。虽非名人阔人,据我看来,千百年后,或许比现在的名人阔人更名更阔,这是鄙人独请他两位作序的原因。鄙人既要求实,就不敢叫人空手作序,须把书给他看过,请他批评指正。以我所知,有不见原书,空手作序的,好在只要说一阵好话,原书正不必看也。但是这两位既远居北平、南昌,若寄原稿去吧,稿子一赶完即忙于排印,更无寄出之可能,若等印成了寄去吧,序文又来不及排入书中,不得已,叫排版者印出两份清样,航空飞寄去,立等序文,果然不出三四天,序文也航空飞寄来了,寄去的清样,只得七卷,声明第八卷不过参证考订,无甚精义,因时间关系,不及全寄,比及序文寄到,第八卷也正排完,所以说序文耽迟了出版期也。

外序的正文是完了,刚好出了一种奇文,可以作外序的余波。奇文是什么,照钞在下:

陆著《金匮今释》的前身

祝敬铭

昨在韵笙处……(编者按:原文已见本刊首篇江南君所引,兹不复出)……能无有所感乎?

《金匮新义》祝味菊、陆渊雷合注

下面载的,是《金匮今释》痉湿暍篇的初稿……以上见四月一日《南京救国日报》之医刊。这祝敬铭对鄙人,似乎有一种说不出的私怨,前年他在《医界春秋》里驳我的《伤寒今释》,辩论学问,本谈不到什么恩怨爱憎,可是他口气中多半是谩骂,不是学问上的辩论,鄙人猜他必别有用意,也就不去理他。后来在另一篇文字里顺便挖苦了他几句,这是鄙人的不是了,要不,让他一个人骂上一顿,吾做个唾面自干,也许他的私怨因此消除,不再弄别的玩意了。如今他又弄出这一篇大文来,分析他的语意,得下列三点:一《金匮今释》不是陆渊雷自己做的,乃是他的令兄祝味菊的《金匮新义》。二祝味菊是医学大家,是老师,或是其他尊贵伟大的人物。陆渊雷是医学中浅薄者,是徒弟,是祝府上雇用的钞胥,或是其他卑下龌龊的人物。何以知之?因为敬铭的令兄与陆渊雷相互间的言动,曰口授,曰命,曰钞写,故知之。三陆渊雷钞得祝味菊的大作,印出来发卖,极应该把卖得的钱,奉献与味菊,或是奉献与味菊的令弟敬铭先生,也是一样,因为这交涉是敬铭出面,不是味菊出面故也。而且从敬铭的心理与眼光看来,味菊与渊雷,地位高下悬殊,有如当国元首与草莽子民,所以这笔奉献的黄白,名正言顺的叫作版税。因此三点,于是海内贤达阅对后,一定能有所感,感到:一名的方面,祝味菊的医学大家,知道与颂扬的人益发要多了,而味菊亲自教成的胞弟敬铭先生,当然也是大大的医学大家,而且味菊性不近文学,自己不能动笔著作。从前与味菊交往时,味菊不自讳,鄙人承味菊的光明态度,也不必为他讳。敬铭先生能动笔著作,如今屈尊做了医刊的主撰,那么,也许敬铭先生的医学,比他令兄更为高大。至于陆渊雷,从前不过受命钞写,现在竟剿袭偷盗,不但医学低下,人品也万分低下。二利的方面,版税的应纳与否,敬铭将质诸法学者,法学者倘以为无庸纳税,那么,想必可邀豁免了,那时鄙人自然该感激涕零,一辈子歌诵祝家弟兄的深仁厚泽,便是旁人见了,也得称赞祝府待人宽厚,便宜了陆渊雷。倘若法学者说这笔版税是该纳的,那么,鄙人害怕敬铭先生的笔锋利害,自然是悉索敝赋,敬谨输将,而祝家弟兄,也是取不伤廉,如数哂纳。

以上是鄙人用研究古书注释古书的方法,把敬铭那篇大文,研究注释出来,虽然不是敬铭肚子里蛔虫,料也虽不中,不远矣。哈哈!敬铭的意思果真如此,那就伟大得过了限度了。敬铭曾两次用文字骂我,我知道的是两次,或许不止此,我两次不则声,想必看准我是永久噤若寒蝉的,不然,撒谎何以不怕撒掉下颏,一至于此呢?从前敬铭骂我,表面上还是辩论学术,中医的学术,本来黑白不分,从黄帝岐伯以来,多半是凭臆空话,而且敬铭志在泄忿,鄙人可以不必声辩。这番可不是空论,而是事实问题了,鄙人若再不据实驳斥,不但敬铭的妄语,可以愈说逾远,鄙人自己也犯了方便妄语的戒,所以在此附带说几句。

《金匮今释》首二篇之初稿,尝与祝味菊商讨,不但《今释》正文中说出,这篇外序的上文也说出,鄙人光明磊落,何尝有一毫掩饰?外序说明与祝商讨,载本刊第七期中,虽与敬铭那篇医刊同时出版,然鄙人草外序时,断断未见敬铭之文,决不是因敬铭而补说出来的。不过彼时语气,颇婉转客气,今敬铭既如此无赖,吾索性一本直帐,说个明白。

味菊的医学,虽有相当造诣,似乎不够与鄙人商讨。不过彼时鄙人方十分虚怀,而味菊初来新交,不知其审,其言词态度,又上海人所谓像煞有介事,所以鄙人很诚恳地作请教态度,那时每起草成十许页,即持去商讨。稿中有鄙人甚深研几、自视得意之作,问味菊如何,味菊辄脱口谓当然如此啰,那神情态度,似乎他自己早经如此主张似的,如今想来,确是他的聪明。又有鄙人觉得经文无意义,说不圆莹的所在,以问味菊,味菊亦必脱口有答复说出,不过仍不能使鄙人满意,则如痉病暴腹胀大一条是也(《今释》一卷十八页)。又有味菊看了拙稿,自动说出不同的主张,嘱鄙人改稿的,也不能使鄙人折服,例如以《金匮》痉病为末梢神经病,就葛根汤、栝楼桂枝汤二方视之,似乎不错,然其他诸条脉证,明明说的是脑膜炎与破伤风。注古书,首在探得古人本意,是是非非,悉还他本来面目,那才是正理。中医为维护自身地位,与西医对抗之故,往往将古书穿凿附会,勉强自圆其说,那是何苦。是以味菊这个主张,不是误认《金匮》,便是故意穿凿。诸如此类,那时味菊很坚决地要我改,何以呢?倘使一仍原稿,绝不删改,则有摇动被请教资格的可能,不得不如此,鄙人既是虚心请教,也得多少容纳些,所以初稿中多有采用。其后相处日久,渐觉味菊的内容,不能与其外表的神情态度符合,经过了商讨,非但不能解决难问题,反而增加了违心的主张,所以第三篇以后,便不复与之商讨。但亲者无失其为亲,故者无失其为故,所以后数卷的油印讲义,仍标著祝味菊校阅的字样。又其后,《今释》经修改,既不复迁就祝意,且鄙人摆脱医校,学佛持戒,渐渐走入世俗认为枯寂的一途,而味菊诊务渐佳,跳舞电影玩票,渐渐走入豪华的一路,更有与此无涉,不必细说的种种。虽然不敢说熏莸异器,至少也是道不同,不相为谋。故此次印出,不复载祝名,盖鄙人固日渐远祝,察祝意亦日渐远吾,以己度人,吾既有些瞧不起祝,不肯附其名于吾书,安知祝之不致瞧不起吾,不肯附其名于吾书耶?道既不同,不妨各行其是。但于正文中仍附祝名,以示曾经虚心请教之事实,此在鄙人固认为仁至义尽。而敬铭以为无感谢,间提余兄名意图塞口者也。鄙人虽与味菊交日疏,然此等委曲,雅不欲暴之于众,自伤忠厚。假令敬铭不以文字骂吾,至再至三,即骂矣,而始终辩论学术,不撒大谎以诬吾剿袭偷盗,吾固愿终身不言者也。至于味菊的来历,鄙人与味菊共事交往的经过,详于致《谭君韵笙书》中,附载本刊之末,兹不赘。

吾说敬铭撒大谎，非但敬铭不服，即读者诸君，若非深知鄙人品性者，亦必以为彼此口说无凭，则请举事实推理以证之。

《金匮今释》的先前印本，油印者先后约五次，铅印作为讲义者一次，铅印附于《中国医学月刊》者一次，标题皆是《金匮玉函要略方论今释》，川沙陆渊雷撰述，成都祝味菊校阅，《中国医学月刊》第三号，始附印《今释》，于民十七年十二月出版，十八年二月再版者，其前且弁以短序，曰："鄙人现在上海国医学院讲授《伤寒》《金匮》，所编讲义，索者坌集，油印本不敷分赠，特将《金匮今释》于本刊上分期印出，藉供诸君痂嗜之需。此书撰述时，深得祝君味菊商榷之助，附书于此，以志感谢。惟急就之章，纰缪甚多，容于再版时修正。此书有著作权，禁止翻印转载。陆渊雷附识。"短序明言撰述，明言将修改，明言有著作权，明言祝味菊不过商榷之助，杂志发行，公开众览，岂可以独瞒祝氏弟兄？该杂志虽系七年前之物，料读者诸君见者不少，即不然，及今向千顷堂等书坊购买，亦尚可得，油印铅印讲义，除学生数百人各有一部外，当时外人索得者亦不少，而且铅印的店，正是味菊亲戚。鄙人若是剿袭祝作，哪敢交渠排印？凡此过去之事实，断不容鄙人凭空捏造。彼时祝敬铭虽未学成挂牌，度已在乃兄处学习，于两种讲义一种杂志中之《今释》，不容一无所见。倘是乃兄口授鄙人钞写之物，则鄙人如此一印再印，何以一向默无一言？今据敬铭之言，彼所见者乃《新义》而非《今释》。《新义》者味菊之书名，已出《伤寒新义》是也，又非陆撰祝校，而是祝、陆合著，祝且居陆前，然其登出之《新义》正文，正是吾《今释》之初稿，在《中国医学月刊》第四期中，民十八年一月出版，可以取按也。试问敬铭所见之油印《新义》，除敬铭外，更有谁人见之？吾之《今释》，则学院学生数百人共见共有，《月刊》读者数千人共见共有者也。以此事实证之，敬铭所见之油印《新义》，乃子虚乌有之物，此岂非撒大谎乎？假令真有此油印《新义》，则是敬铭临时印成，作为骂吾之武器者。何以故？以敬铭之外无人曾见，无可取证故。不然，则是味菊取吾著作为彼之著作，易题重印，以作敬铭及他们徒之课业者。何以故？以吾之《今释》人所共见共知，彼之《新义》无人见知，且《新义》文字即是《今释》文字故。由前之说，则敬铭为无赖，由后之说，则味菊为无耻。二者必居其一,此事实彰彰,不容讳饰,亦无可讳饰者也。

假令如敬铭所说,书是味菊所作,而鄙人剿袭之,改头换面以为己物,则味菊之医学,必高于鄙人倍蓰,味菊之著作,必高于鄙人之著作倍蓰。而现行之《今释》,经鄙人改头换面者,亦必远不如味菊原著之《新义》也。何以故?无论为利为名,千金之子,决不盗窃乞儿,衮冕蟒袍,决不盗窃褴褛故也。今读者诸君不乏正法眼藏,视现行之《今释》,与《月刊》之《今释》及敬铭所录之《新义》为何如?不特此也,鄙人之《伤寒今释》及其他著作,视味菊之《伤寒新义》及其他著作为何如(编者按:南君已录《伤寒今释》及《新义》各一段,载在本刊上文,读者试一比对,即可见渊雷夫子与味菊先生之高下)?《伤寒新义》,虽敬铭亦当认为乃兄自己之著作,不经鄙人改头换面者也。《伤寒今释》敬铭虽曾驳骂,亦认为鄙人之著作,并非剿袭乃兄者也。其间高下,有目共见,乃谓《今释》之作者,肯盗窃《新义》之作者,以求荣反辱乎?此稍加推理,即知敬铭之撒谎,断断然无疑也。

嗟乎!笔墨骂人,吾见亦多矣,无非欲辱人以自荣。至于敬铭之骂人,乃至不顾数百学生、数千月刊读者之嗤笑齿冷,即令鄙人不加声辩,其愚已不可及矣。敬铭不过欲抬高乃兄以抬高自己,结果非但自己不得抬高,反累乃兄受人訾议。吾不暇为敬铭怜,吾但为吾旧友味菊惜耳。

敬铭累次以文字骂吾,此必有大不快于吾,而吾必有以开罪敬铭者,然细思之,竟不可得。吾昔与味菊交往时,敬铭方从味菊学医,然不常见其读书临诊。记得仅遇一二次,味菊介绍云,此舍弟,相见一点首,未交一言。总计遇敬铭时,彼西装革履,或自外归,或正欲出外,未尝共坐交谈,诚不知何由开罪。噫!得之矣,廉文熹嘱我编辑医报,知祝味菊为吾友,托吾去函求稿,吾又不便说味菊稿不可得,只得函索之。味菊来一稿,题曰国医之危机,嘱以登载祝氏医书广告为条件,又来一稿,题曰法螺,益不知所云,仍要登医书广告。鄙人以友谊,稍为修饰,登于医报一期二期中。其时味菊诊务已发达,不必再藉文字鼓吹,故不惜毛羽若此,而敬铭方欲出头挂牌,于是味菊之稿绝,而敬铭自己署色之稿来矣。医报征稿例,编辑者得润色文字,而敬铭之稿大书不愿增损,其时鄙人已深知渠弟兄目空一切之习性,乃为照登而加以案语,文中不甚驯顺之语句及别字,皆照登不改。此诚鄙人之恶作剧,然亦不愿增损之不客气言语所自取。试思医报登载带有别字之不通畅文字，编辑人不加声明，能脱然无累耶？吾得罪敬铭，惟此一事，从此敬铭骂吾之文字，即源源发现于他种刊物矣。抑仅此一端，当不致再骂三骂，乃至撒弥天大谎以诬吾盗窃，或者吾别有得罪乃兄之处，敬铭承乃兄意骂吾耶？与味菊虽久不晤，然时有传闻之言，彼此互知近况。尝有人告吾敬铭作文骂吾，味菊视其稿曰：你不会如此如彼骂他么？敬铭云：吾要这样骂，便怎样？虽曰传闻之语，不可深信，然两人彼此自大之态度，甚为逼真，殆非绝端无稽者。果尔，则吾又必有开罪味菊之处，此则交往多且久，不能自省矣。但吾近年心目中对于味菊，医学与人品皆不能崇拜，诚于中者形于外，既不能若汉昭烈之喜怒不形于色，则短祝之言语，终不能免。此乃吾自己招骂，故受骂亦不怒，但撒谎至于诬吾剿袭，吾不可以不直陈事实耳。寄语敬铭，此后骂吾，只拣学说上空空洞洞地骂，吾便甘心默受，消消你弟兄的气。若再捏造撒谎，吾必尽暴尔丑。须知陆渊雷之骂人艺术，锋利无比，虽千百祝敬铭，不是当一击，慎勿自讨苦吃也。

（《中医新生命》1935 年 2 月、3 月、4 月）

《金匮广义》张序

张寿甫[①]

粤稽《伤寒》《金匮》，乃汉张仲圣救世之书，后世医家奉为金科玉律，于是有注释者，有疏解者，代不乏人。但注疏《伤寒》者多，注疏《金匮》者则较少，诚以《伤寒》专治一证，苟能挈提六经之纲领，参透六经之传变，注疏《伤寒》，原非难事；至《金匮》则杂证皆备，头绪繁多，非举诸证一一洞悉于胸中，不能详为注疏也。况不仅循文释句，而更能引伸触类，以推广《金匮》之奥旨精义者乎？仆才不敏，欲从事于斯而不逮，而此念未尝不日贮胸中，冀当今之世，有此杰出之著作，以绍往开来，救吾同胞疾苦，乃期之殷者，竟能如愿以偿，而于严痴孙先

---

① 张寿甫：即张锡纯。

生之《金匮广义》见之也。先生为慈溪积学之士,于古籍之留贻,莫不研究,而尤注重于医学,尝慨《金匮》一书,虽经历代名医注疏,究未臻尽善尽美之境界,于斯竭数载精神,与作者之心源相印证。凡诸家注疏有可采者采之,有宜订正者正之,而且通变化裁,举一反三,既于古人言中之意,阐发透澈,更能于古人意中之言,推广尽致,名为《金匮广义》,诚名实相符矣。将见斯书之行,医者各置一编,用药不致误投,即同胞均庆寿考,功德曷其弘哉!

中华民国十三年季夏中旬愚弟张锡纯叙于沧州立达医院

(《三三医报》1924年7月)

《金匮广义》裘序

裘吉生[①]

近之学者,胥欲以科学知识,整理国故,俾吾国固有之学术,得以表见于世界,吾于医学谓亦然。夫吾国医学,分科之上,大纲有二,曰医经,曰医方,医经如《内》《难》《甲乙》等书,为基础医学,医方如《伤寒》《金匮》《千金》《外台》等书,为应用医学。而医方肇自《汤液》,《汤液》亡佚,张氏仲景,拾其遗而成《伤寒杂病论》。后人析其杂病论,编次而另成《金匮》,有名之曰《金匮玉函经》,有名之曰《金匮玉函要略方》,亦称《金匮方论》《金匮要略》,沿革既久,考证殊难,然为吾国医方之祖确矣。其间奥旨精义,探索无穷,故历二千余年,经数百十辈,无不奉为圭臬者也。得其书而疏之而注之者,《金鉴》以外,有朱氏之《钩元》、许氏之《方义》、尤氏之《心典》及《翼》、赵氏之《衍义》、周氏之《二注》、丹波元简氏之《辑义》、魏氏之《本义》、丹波元坚氏之《述义》、陈氏之《浅注》并及《方歌》、唐氏之《浅注补正》、徐氏之《论注》、黄氏之《悬解》、程氏之《直解》、李氏之《广注》、沈氏之《编注》、朱氏之《正义》、高氏之《铨释》者,尚有知而未见者,如

---

① 裘吉生(1873—1948):名庆元,浙江绍兴人,创办《绍兴医学日报》《三三医报》、流通医学书籍公司,收集印刷古医书,撰有《医学必读》,编辑"三三医书""珍本医书集成"等丛书,积极参加反抗南京国民政府废止中医的活动。

卢氏之《论疏》、刘栋良田氏之《衬注》，此本书之足以研究者，更可知矣。惟车轨既通，欧法输入，喜新厌古之流，固以古书为陈腐，未尝寓目，即从事于国医学之辈，亦多因陋就简，对于古书，未加勤求，欲有人用科学法印证于本书，自必戛戛乎难哉！社友严子痴孙，温故知新之士也，前年辑《退思庐医书四种》，集时论之要，一时纸贵洛阳，今闻注意于古书，有《金匮广义》之作，读其凡例录寄各节，知用新理铨注者甚多，博古通今，存真删伪，以科学知识，整理国故者，庶乎近焉。微特有功仲景，则阐发幽光，保存国粹，将来吾国医学，表见于世界之日，亦当以是书为嚆矢。邮书命序，敬志数言，以作他日左券。

中华民国十三年甲子夏裘庆元谨序

（《三三医报》1924年7月）

《金匮广义》杨序

杨百城[①]

我国之医，自古分两大派，一为自黄帝相传之一派，一为自长桑君相传之一派。自黄帝相传之一派，至张仲景而集大成；自长桑君相传之一派，至华佗而称独绝。今虽华佗之传中绝，幸仲景之书犹存，或不致受天然淘汰而濒于亡，可断言也。夷考后汉建安中，张仲景撰《伤寒杂病论》合十六卷，其书推本《素问》之旨，为诸方之祖。华佗读而善之曰：此活人书也。呜呼！医如华佗，神妙极矣，剖脑搦髓，刳腹截肠，烁古震今，孰与伦比？其派别固与张长沙敻[②]不相侔，而顾抑然心折于其书者，盖华佗所擅者医术也，仲景所明者医道也，天下固未有术能战胜于道者。顾仲景之书，在昔往往或显或晦，《梁七录》及《新唐·艺文志》，惟《伤寒》存其目，而《杂病论》均未之及，是世所传者止十卷，其六卷已亡佚久矣。迄五代至宋，《杂病论》始复见于世，

---

① 杨百城（生卒年不详）：民国时期著名中西医汇通医家，曾任山西中医改进研究会主办的期刊《医学杂志》编辑室主任，编著《灵素生理新论》等著作，发表中西汇通文章多篇。

② 敻（xiòng）：远。

名曰《金匮玉函要略》，即其书也，治及于今，通称《金匮要略》。惜乎唐宋以来，注释阙如，明兴之后，起而论之者，自徐彬始，嗣是而程林《直解》、沈明宗《编注》、魏荔彤《本义》、尤怡《心典》，亦复相继而出，虽奥文玄旨，多所阐明，其间可议者，亦得失参半焉。若夫赵以德、胡引年辈，方论讹舛，则又等诸自桧以下矣。甚矣作者谓圣，述者谓明，洵乎著书难，注书亦非易易也。况时至于今，欧风东煽，矜奇炫异，几于人尽华佗，有睥睨一切之概，吾不知在昔仲景之书，能折服华佗之心。今之治仲景之书者，果能发扬仲景之道，抗衡华佗之术，使之帖然心服否也。呜呼！狂澜既倒，畴障百川，吾道式微，谁延一线？慈溪严君痴孙茂材，学贯中西，著述颇富，兹复有《金匮广义》之作，心仲景心，法仲景法，使彼术终不能战胜吾道者，吾于斯编期之矣。

民国十三年岁次甲子夏月泰兴杨百城序

（《医学杂志》1924 年 10 月，《三三医报》1924 年 10 月）

《金匮广义》陆序

陆锦䆳[①]

我国医书最古者，莫如《素问》《灵枢》《本草》《难经》《伤寒论》《金匮》。考《灵》《素》本两书，后人合并为一，而名《内经》；《伤寒杂病论》本一书，后人分析为二，而名杂病论为《金匮》。《内经》有后儒羼入之文，《本草》有方士妄添之语。仲景书经熙宁杂乱，而有遗亡，经叔和编次，而有增附已，均非原书之旧，然精义奥理，病情物性，言之确切极矣。愚尝谓读古人书，于其不可解者，不必自作聪明，望文生训，惟以阙疑为要，则信其所可信，自觉字字珠玑，皆可宝可贵，如能汇各书之注，而加以厘订，删其非，存其是，阙其疑，正其讹，其文笔出以浅而明，简而当，为后学津梁，中华医学之勃兴，将于此预卜。

[①] 陆锦䆳（生卒年不详）：字晋笙，江苏吴县（今属苏州）人，1913 年悬壶于上海，以长于内科、时疫知名于时，著《学医便读》《景景医话》，辑有《存粹医话》。陆氏一生以提倡振兴中医药，培养高深中医人才为职志，所念以"气化"为中医药治病最根本立足处。

今慈溪严君痴孙,有《金匮广义》之作,实得我心所同然,倘继此而将《内经》《本草》《难经》《伤寒论》,亦再汇诸家说,而勒成一书,不禁跂①予望之。至于是书之精要,有目者所共赏,不复赘。

岁次甲子午月吴郡陆锦燧序于春明景景室
(《三三医报》1924年7月)

《金匮广义》虞序

(戏仿李白《春夜宴桃李园序》体)

虞哲夫②

夫良相者,治国之安危;良医者,治人之疾病。而浮生若梦,为寿几何?严君秉笔注书,良有以也。况丰标恨我以未接,序例幸我以全窥,贯古人之奥言,发一己之论说。君真博学,授人心传;吾也不才,拾人牙慧。敷衍草创,翻阅药方,度金针以传人,霏玉雪而济世,不有著作,何称名医?小序粗成,聊附方家骥尾。

民国甲子年半夏生日,江都虞哲夫叙于三十六湖楼东渌洋庄竹楼别墅
(《三三医报》1924年7月)

《金匮广义》周序

周　镇③

吾神州四千余年,亿兆人民,所托命之医道。溯汉以前,神农尝药物,岐

---

① 跂(qǐ):通"企",跂起。
② 虞哲夫(1874—1939):原名椽,字竹楼,江苏江都邵伯人,精于内科、妇科,尤其擅治疟疾时疫,著有《医名汇考》《药名汇考》《竹楼医学论文》和小说《杜鹃啼》等书。爱诗词,喜金石,工书画。
③ 周镇(1876—1942):字小农,别字伯华,江苏无锡人,少年时多病,乃习医,初从邓樊和,旋即师事张聿青,学益进。旅居上海业医,历任善堂、警署医职。中年返故乡,行医终老。

黄论病理,尚矣;汉以后,咸奉为医之正宗,厥惟张仲景氏。仲景生当季汉,博极群书,潜深道术,阐《内》《难》之奥旨,集《汤液》之经方,作《伤寒杂病论》以救世急,可谓集古医学之大成矣,历晋隋唐未有失坠。宋人校刊,析杂病为《金匮》,惟文辞高古,义理深奥,简篇章句,或有佚误,学者殚焉。元明以来,注者渐多,仁智之见,不无精粗,后人读其书而习其传,少有不达,受弊良多。故唐容川作《浅注补正》,谓注此书,须兼通古文;日本丹波元坚作《辑义》《述义》,亦谓讲经之方,生乎考证,如是则注释家,舍训诂考证,二者不为功。余以为书之大义微旨,更宜阐发透澈,方为合作。乃阅诸家之注解,能合三得为一,且往往甲所是者,乙或非之,丙又是之,论端纷纭,莫衷一是。卒之但读正文,急阅注释,所谓群言淆乱,宗诸圣也。慈溪严痴孙茂才,医学精湛,以沟通中西为职志,前著《退思庐医书四种》,海内均称其博洽群书,条例谨审。今又著《金匮广义》,汇百家之精髓,治中外为一炉,矫正诸注之弊,作有统系之学,一衷之圣,发皇国学,诚当今切要之作也。医校以之为讲义,洵称善本。惟愿海内贤哲,群起编辑,后学得所师资,则亿兆人民所托命之医道正,医道正则学术明,而跻斯民于寿域。余不文,聊序数语以代馨香之祝,亦以应作者之请也。

(《三三医报》1924 年 6 月)

《金匮广义》自序与凡例

严鸿志

甚矣作医书之难也,注医书亦非甚易,盖医书为群生托命者也,未可轻作,注而不体作者之意,亦岂可妄注?若作者不慎于言,固为生民害,注者不能发挥作者之意,其流弊亦相等。故不纯之医籍,不能存在于世,其稍纯者,即能存在于世,亦罕有能阅数千百年之后,而尚奉为圭臬者也。后汉建安至今,千有余载,张仲景之《伤寒杂病论》,昭然流在人间,真可谓其言足为天下后世法矣。惟唐宋而降,其书则分为二,于是《伤寒论》为专治伤寒之书,《杂病论》改名《金匮要略》，为专治杂病之书，至今宗之。惜注者无多，为治此书者病，虽有识见超众之徐忠可者，其论注则病于晦，善能议论之喻嘉言者，其发明处固多，而泛滥者亦复不少，陈修园之《浅注》，每将仲景原文虚字神理，复多隔阂。噫！注书不亦难乎！余于《金匮》亦研究有素，未可谓自有心得，而条解篇释，力矫前弊，平时记录，积有成卷，去年夏，复将《金匮要略》，重行疏解，凡旧录有不合者，则更正之，披阅诸家，凡有特见，足以相发明者，则采取之。共得四卷，名曰《金匮广义》，为及门诸子杀授计耳。当此欧风东渐，国学沉沦，后生小子，见新厌故，几以古医学为不足研究，摈在淘汰之例，甚至有创废弃五行之说。噫！其亦不思甚矣！幸海内有道之士，群策群力，急起力追，设会结社，著书立说，挽既倒之狂澜，谋统系之科学，厥功甚伟。今杨氏《灵素生理新论》，张氏《衷中参西录》，已风行海内，各省复有发起编辑医学讲义之举，如是则瓦釜雷鸣，其亦或可少息乎。余之《金匮广义》，乃千虑一得，虽不足以发明圣经奥义，或者供海内采取，为医校之参考，其亦有当乎？灾诸梨枣，就正有道，绳愆纠谬，匡所不逮，则是鄙人之所深愿也夫。

民国十三年岁次甲子清和月慈溪严鸿基序于退思庐

一《金匮要略》，乃汉张仲景论杂病之书也，但其文义古奥，且系千余载残编断简，颇多疑义，虽有赵良、徐彬、尤怡、李文等各家注释，颇多发明，其承伪袭谬，随文敷衍，在所多有。惟《医宗金鉴》，据古本而订正纂注，颇有功于后学，但一经研究，其于仲景原文，先后次序，尚有错误，故复重行订正。凡原文有不可解者，则竟删之，诸家有发明者，则采取之，有未尽之义，或采近人之说以补之，或抒鄙见以广之。

一本书次序，先经文，次注释，次广义，次药方，凡后人附方则不录，此全书每篇之次序。又每篇合数病成一篇，有可分析者，则另标某某病，以清眉目，此每篇之次序也。

一注释古人之书，但求明白晓畅，不务深奥博洽，况医籍关系生命，愈不宜尚奇出异，须求人人可读，方为有益，故文字惟以浅显出之。

一《妇人妊娠》《产后》《杂病》三篇，内有错简，较别篇更多，宗《金鉴》而更正之，有疑义者，或竟删之，以免阅者感焉。

一读法，陈氏修园《浅注》中所载，颇有益于后学，今采之节录于后。

(《三三医报》1924年6月)

《金匮要略》读法

姜春华

（一）《金匮》作者之时代，一般以为汉末张仲景之作。学者当知汉末之学术决不及今日，不可奉仲景为圣人，尊《金匮》为经典；然古人亦非无独到之处，学者又不可弃之如敝屣，完全菲薄古人。

（二）《金匮》为汉末著作，其时无现代科学，对于病原无真确之认识，所言病原，多出想象，学者初不可认《金匮》所言病原为真病原。

（三）《金匮》作者对疾病之个性不甚了解，往往将疾病之必然经过认为误治转变，学者勿为其惑。

（四）《金匮》作者有时将偶然发生之事件记录，学者切勿视为当然事件或必然事件。

（五）《金匮》所述疾病包含甚为复杂，所惜记载不详，且一篇之中多为共同证治之记载，难悉知其属性。

除一疾病之特有证候外，学者不可见其一证即武断为某病。

（六）《金匮》方剂为对证的方剂，学者可以即药知证，即证知药，勿向故纸堆中求其理论。

（七）《金匮》方剂及同一疾病而寒热异趣补泻殊途者，乃因病者体质之不同，病情之差异，虽文字阙，略有迹象可寻，学者于此等处最宜留意。

（八）《金匮》所用药物不多，此非仲景认他药为无用，乃彼时药物贫乏之故，观历代本草药味之增加，可知《金匮》之药物实不敷用。学者不可存惟《金匮》之药物为有用，后世药物不足取之见。

（九）《金匮》方剂既因药物贫乏之故，其方剂自不然如后世之丰富，学者切勿存仲景方剂万能之见。

（十）《金匮》为中国古代之内科学，其中包含急性传染病、新陈代谢病、呼吸系病、消化系病、神经系病、运动系病、循环系病，学者必真备现代内科学之知识方能研求，否则无从下手也。

余讲《金匮要略》于上海中医专科，以现代医学加以剖析，时从游王绍整聪敏好学，对余特加注意，辄课条记录，经余整理，投诸本刊。惟余自觉对于《金匮》之见解，徒见其怪僻，实远亚于时贤。当代注解《金匮》之作已可汗牛充栋，奚再为此？爰将《金匮》读法补录刊登，以示余对于《金匮》之见解，初学倘能循余所指，有余师矣。

三十一年六月廿九夜记
（《中国医药月刊》1943年1月）

《金匮要略》源流考

谢功肃

一、命名之义

金匮为古藏书器，因以名书。《素问》之《金匮真言论》，《尚书》之《金縢》，无非以金为匮，保慎之意。秦王嘉《拾遗记》："周灵王时，浮提之国，献神通善书二人，佐老子撰《道德经》，写以玉牒，编以金绳，贮以玉函。"晋葛洪《神仙传》："卫叔卿入太华山，谓其于度世曰，汝归，当取吾斋室西北隅，大柱下玉函，函中有神素书，取而按方合服之，一年可以乘云而行。"其言虽多虚诞，而宝贵之书，函之以玉，不为无据。

其合《金匮玉函》而称经者，固欲珍之又珍，驾乎诸经之上。夫经，常也。自六艺变名六经，儒家以专经而争道统，医家亦以尊经而继真传，故有《内经》《难经》《脉经》《甲乙经》等称，所谓经正则庶民兴矣。

其称要略者，因其文多节略，宋林亿校正《金匮玉函要略方论》序云："伤寒文多节略，伤寒乃有《伤寒》全本，故知其多节略，至杂病则虽无他本可考，以《伤寒》例之,其节略旧文,可复知也。"《淮南·要略训》高诱注曰:"《鸿烈》二十篇,略数其要,明其所指,序其微妙,论其大体也。"《广雅》曰:"略,要也。"王念孙《疏证》曰:"《孟子·滕文公》篇,此其大略也。"赵岐注云:"略,要也。"又《说文》曰:"略,经略土地也。"段玉裁注曰:"引申之,凡举其要,而用功小者曰略,略者对详而言。"观以上诸说,则"要略"二字,其义更晰矣。

二、书名卷数之变迁

张仲景自序云,为《伤寒卒病论》,卒为杂言之讹,杂病对伤寒而言,如中风历节血痹虚劳之类。《杂病论》,即今《金匮要略》,《文献通考》载《金匮玉函经》八卷,汉张仲景撰,晋王叔和集,然则《金匮玉函经》,为王叔和集,仲景《杂病论》之祖名。若《金匮玉函要略方》,系五代及宋相沿书名,为翰林学士王洙,在馆阁日,于蠹简中所得,今单名《金匮要略》,去其"玉函"二字,愈远而失真矣。

《伤寒杂病论》,合为十六卷,后之传者,止《伤寒论》十卷,而《杂病论》六卷已遗佚。王洙得三卷于蠹简中,上则辨伤寒,中则论杂病,下则载其方,并疗妇人,乃录而传之士林。厥后高保衡、孙奇、林亿校成此书,以逐方次于证候之下,使仓卒之际,便于检用,又采散在诸家之方,附于逐篇之末,以广其法,凡二十五篇,除重复,合二百六十二方(仲景只二百二十九方,余俱附方),仍成上、中、下三卷。可知《金匮玉函经》八卷,宋时已亡矣。此《金匮》一书,自晋及宋,或显或晦,或离或合,所传不一如此。

三、五代以前之《金匮》

《金匮》至宋时而益彰,遂疑为五代所改名,然而五代以前,有以《金匮玉函》名者,但宋时始分《伤寒论》《金匮要略》为二书耳。《晋书·葛洪传》云,洪著《金匮药方》百卷;据《肘后方》《抱朴子》自云,所撰百卷,名曰《玉函方》。二者必为一书(葛洪又著《玉函煎方》五卷,见《隋志》),足见《金匮玉函》,原为葛洪所命书,即唐人尊宗仲景者,遂取而为之标题,以珍秘之。《周礼》疾医职贾公彦疏:张仲景《金匮》云,神农能尝百草,则炎帝者也。今《要略》无此文,盖后人所删略,则唐时已有《金匮》之目,必非五代时改名。

隋巢元方,作《病源论》,其伤寒门中,有《伤寒论》文,而不著仲景之名,盖据《小品》所引而收载矣。然于其妇人三十六疾,则云仲景义最玄深,非愚浅能解,巢氏岂特寓目于《杂病论》,而未及《伤寒论》耶?孙思邈晚年,获仲景原本,收《翼方》第九卷、第十卷中,而仙门并无引仲景者,孙氏岂特得研究《伤寒论》,而未及见《杂病论》耶?天宝中王焘撰《外台秘要》,载《金匮要略》方药,而云出张仲景《伤寒论》,乃其不易旧目者,原书或仅存于台阁中,而王氏特得窥之耶?此唐时全帙十六卷,无《金匮要略》单行本矣。单行本既不可得,全帙本又为内附秘藏,人不多见,所流行者,惟单行本《伤寒论》耳,此《金匮》所以不彰也。

四、《金匮》非伪书

《金匮》中方论,多有不绳墨者,今人或云某方非仲景之书,某论非仲景之真,甚至满腹狐疑,以全书皆为伪作。姚际恒著《古今伪书考》云:《金匮玉函经》,又名《金匮要略》,称汉张仲景撰,晋王叔和集。

按此非仲景撰,乃后人伪托者,喻昌云《卒病论》已不可复睹,钱潢云《卒病论》早已亡,程应旄云,《伤寒论》具有治杂之方法,故云《伤寒杂病论》,柯琴云,凡条中不贯伤寒者皆是杂病,故曰《伤寒杂病论》,此说皆不可从。

巢氏《病源》引《小品》云:"华佗之精微,方类单省,而仲景经有侯氏黑散、紫石英方,皆数种出入节度。"陈延之以晋初人,所言亦如是,其此篇末宋人附方,《千金》《外台》中,引仲景者颇多,岂异今之致疑者,谓非仲景之本论原方乎?此宜置而不议焉。

历览史志,《伤寒论》《金匮玉函》之外,仲景书目,犹载多部。《黄素方》二十五卷,《伤寒身验方》一卷,《评病要方》二卷,以上《七录》;《疗妇人方》二卷,出《隋志》;《张仲景方》十五卷,见《隋志》及《旧新唐志》;《脉经》五脏荣卫论、五脏论、口齿论各一卷,出《宋志》。凡十部,五十卷,今无一存,如欲伪作,何书不可,岂必拘于《金匮》玉函哉?以《金匮》为书,恐未得《金匮》之妙耳。

五、注家确胜

注《金匮》者二十余家，或见于专书，或收于别集，各抒己见，明论殊多。宋王朝弼撰《金匮歌》，元樊子晋撰《衍义》。元朱震亨撰《金匮钩元》，明戴思恭校补，中称戴云者，思恭说也，书三卷，末附论六篇。明赵以德《衍义》，清周扬俊就其书，补之，题曰《二注》。清尤怡《心典》三卷，《金匮翼》八卷，魏荔彤《本义》二卷，徐彬《注》二十四卷，黄元御《悬解》二十二卷，陈念祖《浅注》十卷，陈元犀《歌括》六卷，唐宗海《浅注补正》九卷，日本刘栋田良《衬注》二卷，丹波元简《辑义》六卷，丹波元坚《述义》三卷，其有高世栻、李彬、李玮西诸注，皆为《医宗金鉴》所引。卢之颐《论疏》迂僻（尝作《金匮要略模象》，其父焚之），胡引年《方论》讹舛，其书存与不存，不足措念。而戴震一代硕儒，考证必精，而何以遗书中，不收《金匮论注》？成聊摄撰成《明理论》，注完《伤寒论》而未暇注《金匮要略》，遂令俗医分为二门，惜哉！

六、近代之善本

善本非纸白板新之谓，谓其为前辈通人用古刻数本，精校细勘，不讹不阙之本也。

《金匮》虽无足本（无阙略，未删改），而旧本（旧刻旧钞精本精校精注）亦为不少，如宋本（不载杂疗以下）、徐镕本（收于《医统正脉》中）、俞桥本、赵开美本，通行已久。清乾隆时，钱斗保等，奉敕撰《医宗金鉴》，内《订正金匮要略注》八卷，此书为吴谦之原稿，议论平和中正，为清初三大医家之一，改编之后，条理益清，徐灵胎谓熟读是书，足以名世，非虚语也。徐彬注成于康熙辛亥，汉代遗书，文句简奥，徐注颇为明晰，故四库特著录焉。徐灵胎称尤在泾之《心典》，条理通达，指归显明，词不烦而意尽，语不深而旨博，人多以为圭臬。《明史·方技传》，载朱震亨《金匮钩元》于《戴原礼传》中，卷数与今本同，称其附以己见，不愧其师，诚善本矣。

黄坤载之《金匮悬解》，陈修园之《金匮要略浅注》，唐容川之《金匮要略浅注补正》,风行海内,人置一部,犹农夫之耒耜①,虽其间各有得失,择善而从。是在读者,惟原刻精印,不可多得,坊刻石钼,冒滥横流,其间讹字,贻害不浅,所以昔贤谓读古书,宜随读而随校也。

《金匮要略辑义》与《述义》,系日本聿修堂丛书内之二种,《辑义》广于搜集,《述义》明于论断,字画偏旁,极饶古趣,校雠②之精,剞劂之妙,无以复加。光绪初年,宜都杨惺吾师,在东瀛购得全板,运归湖北,印行亦多,民国起义,书板入爨③,不遇中郎,以后见者,必有如麟凤矣,为之太息!

《金匮》经历代传写,不无错简,间有文理不通者,前人为之核补校正,考证谱录,此皆积毕生之精力,踵曩代之成书,而后成者,以令津渡显然,定向有在,循途而行,计日可到,前人甚苦,后人甚乐,诸公作室,我辈居之,诸公制器,我辈用之,事半古人,功必倍之,又何可向壁虚造,卤莽灭裂,妄自强解耶?

(《医林一谔》1931年7月)

论《伤寒》《金匮》之异点

潘国贤④

汉张仲景著《伤寒杂病论》十六卷,今《伤寒论》十卷,即其传也。当其时,以剞劂⑤未精印刷乏术,得其书,庆宝箓⑥矣,遂转相传录。然书中言词玄深,非通俗所能了解,注之,释之,错讹在所不免。又外六卷,时皆散佚,至宋有王洙者,于馆阁蠹简中发现《金匮玉函要略方》三卷。《玉函》一书,系说

---

① 耒耜(lěi sì):农具的统称。耜用于起土,耒是耜上的弯木柄。
② 雠(chóu):校对文字。
③ 爨(cuàn):炉灶。
④ 潘国贤(1905—1987):浙江新昌人。毕业于上海中医专门学校,师承陆渊雷、章次公。曾任重庆佛教中医慈济医院院长、全国中医师公会联合理事、中国医学改进会常务理事、绍兴市中医药学会会长,浙江中医学院(今浙江中医药大学)中药方剂研究室主任、肿瘤研究室主任等职。擅长治疗肿瘤疾病,著有《医学重裁》《丁甘仁先生经验方药辑案》等书。
⑤ 剞劂(jī jué):雕板,刻印。
⑥ 箓(lù):帝王自称其所谓天赐的符命之书。

明伤寒之诊治,故与《伤寒论》无多出入,惟字句间有若干之轩轾[①]耳。至于《金匮》,则有论《伤寒论》所未发,补《伤寒论》所未方,精彩颇多,亦可为后人法。然年湮代远,多有散阙,时有高保衡、孙奇、林亿辈,规仲景法,博采而集成全书,名曰《金匮要略》,要略云者,故已非其原本矣。

此《伤寒》《金匮》二书,为吾国医方书之鼻祖,亦治疗学也,示人以对证用药。兹以二书有不同之处,略述于下以待明者正之。

仲景之著书也,必示人以对证用药,决不以虚理烦文,眩人耳目,此仲景书之所以可贵者也。然今读《伤寒》《金匮》诸书,间有涉及理论者,必是后人羼杂耳。《伤寒论》仲景治伤寒之正文也,迄今虽未失传,已经后人删改,然亦不过寥寥耳。至于《金匮》,乃杂病论也,多有补《伤寒论》未逮处,然于宋王洙以前,世已失传,至洙于馆阁中得之,谅必多有蠹而不能明其全文者,故有高保衡辈,撷取《千金方》《外台秘要》诸书而成《要略》,试观《要略》之方剂,有出自《千金》《外台》者可为佐证,且《要略》一书,多有不言对证用药,蕃衍理论,可益明矣。

综上所述,其不同处有二:一《伤寒论》为治伤寒之正文,《金匮》为旁文;二《伤寒论》多对证用药,《金匮》多空言理论。此其大别也。

夫学医贵在知要,读其书,知其要可矣。绳愆纠谬,责在后人,喻指为月,指终非月,学者因指识月焉可也。

(《苏州国医杂志》1935年春季)

读《伤寒》《金匮》之疑义

程次明

考《伤寒》《金匮》,经历代传写翻刊,错简极多,讹字不少。阅痉湿暍与湿痓暍之"痉""痓"二字,显有疑气,此篇在《伤寒》《金匮》内一篇重出,一曰痉,一曰痓,必有阻简,不可不辨。查《康熙字典》痉(音湿)、痓(音厕),释文

---

① 轩轾(zhì):车前高后低为"轩",车前低后高为"轾",喻指高低轻重。

云"脊背反张项强等风病",二字意义相同,姑无从分别,然证之《内经》"诸痉项强,皆属于湿",仲圣本《内经》之意,拟有痉湿暍之论,其理高明,智贤何得以"痓"字乱之,当以"痉"字为正宗,以"痓"字为错简耳。

狐蜮①之为病之"蜮"字,讹作"惑"字,此讹已经唐容川辩在发,毋庸赘言。

夫医学乱于晋,失于唐,沿伪于宋,故《伤寒》《金匮》卷帙,被王叔和撰乱次序,再沿伪于唐宋,益形紊乱,或一篇重出,而别立一名,或两论并合,而都为一名,次序一乱,疑窦殊多,致启喻氏疑《金匮》非仲圣之杂病论,遂有《卒病论》遗失之说,虽然《卒病论》遗失一说,不独自喻氏始也。宋高保衡等序《金匮方论》曰"张仲景《伤寒卒病论》合十六卷",今世但传《伤寒论》十卷,《杂病》未见其书。王洙在馆阁蠹简中,得仲景《金匮要略方》三卷。愚观《金匮方论》所载,俱是杂病,而卒病只数条耳,不可便以此为高保衡等所言《卒病》也。若以《伤寒》为《卒病》,而同为一名,则不当曰合十六卷,况《伤寒》之传经再经过经,亦未必卒也,意其必别有《卒病论》六卷,而今不之见欤!阅此序极为伪妄,特为录出,以辟其伪,兹为分析于下。

细索高保衡等之意,其"卒"字当读如"猝",故曰"若以《伤寒》为《卒病》而同为一名,书不当曰合十六卷",自知能此"卒"字乃通不过,故作强能"意其必别有《卒病论》六卷,而今不之见欤"。然既知《伤寒卒病论》合十六卷,《金匮方论》所载,俱是杂病",明知《金匮》为杂病,盍弗一审仲圣原序,泾渭不难分清,而必欲执杀"卒"字,强解为另有《卒病论》,横生枝节,不亦颠乎!矧仲圣原序,明言《伤寒杂病论》合十六卷,非云《伤寒卒病论》合十六卷,诸家何得以"卒"字易"杂"字,以乱仲圣之标题,而妄为强解耶?此"卒"字从何而来,谅系传写翻刊之讹,察其"杂"字左上半截有"卒"字之形,其讹点之蛛丝马迹,不无可寻。查字典释文"卒"可读如"猝",诚然,若谓苍猝之"猝"则可,若谓《伤寒猝病论》之"猝"则不可,惟用之当与不当之别耳。故喻嘉言《卒病论》遗失一说,亦袭前哲之谬论也(摘录仲圣原序有云)。"余宗族素

---

① 蜮(yù):传说中一种在水里暗中害人的怪物。

多,向余二百,建安纪元以来,犹未十稔,其死亡在三分有二,伤寒在十居其七。感往昔之沦丧,伤横夭之莫救,乃勤求古训,博采众方,撰用《素问》《九卷》《八十一难》《阴阳大论》《胎胪药录》,并《平脉辨证》,为《伤寒杂病论》合十六卷,虽不能尽愈诸病,庶可以见病知源。若能寻余所集,思过半矣。"观此则"金匮"二字,亦非仲圣之标题,原系历代宝贵是书,藏之于金匮,故以"金匮"二字冠之,为宝藏国粹之意焉明矣。查陈修园浅注《伤寒》《金匮》合十六卷,其数已合,而况唐容川亦曾言明《伤寒》《金匮》合十六卷,又何疑焉?故《金匮》即仲圣之《杂病论》,合《伤寒》为十六卷,为仲圣全璧之书,奚疑!岂《伤寒》《金匮》之外,另有卒病设耶?

(《中医杂志》1924年3月)

《次仲金匮要略》择录

谭次仲

一、《次仲金匮要略》序

万病大概可分为泛发与局部二种。急性传染病,通常称为泛发病;各脏器病,通常称为局部病。虽彻底界别二者实不可能,然在初学者则甚可取法也。仲景《伤寒论》多属当时之急性传染病,惜所论皆通候而鲜合于个性;仲景《金匮要略》大概多属脏器病,且所论大半合于个性,又惜缺而不全。余前既注《伤寒》,今兹复注《金匮》,而冠以次仲者何也?别于仲景之《金匮》也。别于仲景之《金匮》者何也?以医者必以能戡定病类为前提,故取仲景《金匮》原文,而条贯之以近世内科证候为骨干,为分类,不尽仲景之本来面目也。且所谓科学整理,既有所存,必有所去,存其所当存,而去其所不能不去,庶不至导初学者入于迷途,是则编者区区之微意欤!

二、凡例

一昔人云,通《伤寒》乃能通《金匮》,诚然!本著处方用药,一按《伤寒》

五定法。岂唯本著,其他中医书皆无不可包括于《伤寒》五定法中矣。

一《金匮》方药较多,足补《伤寒》之不备,但有不甚适用及无意义者,亦有方名虽异而药类相同无甚区别者,余辄删去,或代以经验之方,亦以广《金匮》方药之用云尔,完璞全豹,是在原书。

一余另编有《内科择要》,内容证候,只取习见,非习见者不列,亦便初学计,附本著之末,可与本著互为参考。

一余最厌剿袭及重出之工作,人已详则我略之,前已详则后略之,拙著皆然,非求简也,徒事剽窃而灾梨枣,不为也。抑尤可自信者,本著各种处方,不论为《金匮》原方,与非《金匮》之方,皆力求功效异趣,无使作用雷同固矣;且咸经诚服,尝亲历,然后择优著录,不蹈前人悬想泛拟重复杂还之弊。此物此志也,阅著尤当共谅之。

三、急性传染病类

按:所谓急性传染病者,乃一时流行,辗转传染,伤人甚速者也。病原体必为有生命之细菌,苟无生命之病原体,决无传染于他人之可能。又急性传染病之主要症状为发热,而附带于身热而来者为头痛、头重、恶寒、脉数、体痛、肢疼、项强、汗出、眩晕、胸胁苦满、小便不利、咽干口燥、不欲食,此外每兼发咳嗽、少气、烦躁、谵语、昏愦、不眠、便秘、下利、黄疸、衄血等等,不一而足。凡《伤寒论》三阳篇所记,皆急性传染病之通共证候,大概可称具备。总之,本类病证除霍乱外,皆以发热为其主要认识点,先从通共症时候戡定其为急性传染病类,然后更从特异症状,以辨别其为痉病,为疟疾,为某某,乃所谓个性是也。能认识疾病之个性,庶几从而决定治疗之方针,处方用药无差误,即不尔?能认定病类,而治之一按伤寒五定法之成规,处置亦无太过纰谬矣。

四、呼吸器病类

按:呼吸器病之通共证候为咳嗽、咯痰、气喘、胸满、胁痛等。

(《中国医药月刊》1942年5月、6月)

金匮杂记

秦伯未

桃仁承气汤、抵当汤二方，人只知其轻重之别，日本汉医亦只知其新久之殊，而不知桃仁治热结膀胱，抵当治热瘀小肠，证治上实大相悬绝。能言此者，近惟太炎而已。

(《中医世界》1930 年 12 月)

《金匮》质疑四条

周伟呈[①]

一、脏腑经络病脉篇

师曰：病人脉浮者在前，其病在表；浮者在后，其病在里。

伟呈按：在前之"前"字，应作"初病"解，在后之"后"字，应作"久病"解。初病脉浮，主表病；久病脉浮，主里病。腰痛背强不能行，表病往往有此现象；必短气而极也，久病往往有此现象。

问曰：阳病十八，何谓也？师曰：头痛，项、腰、脊、臂、脚掣痛。阴病十八，何谓也？师曰：咳、上气、喘、哕、咽、肠鸣、胀满、心痛、拘急。

伟呈按：此节恐有脱落处，不然，问者为阳病、阴病，师答为表证、里证，岂有仲景先师，病、证二字不分耶？

[①] 周伟呈（1894—1947）：自幼就读私塾，博览经史，后改儒习医。与王合三创办河南中医学校，曾任河南中医药研究会会长、开封市中医公会会长，积极参与"废止中医案"的请愿活动，后任中央国医馆理事兼学术整理委员会委员。著有《内科学》《外科学》《新新时病论》《内经摘要类编》《周批程松崖眼科学》《周评临证指南》《瘟病新解》等。

二、寒疝篇

寒疝,绕脐痛,若发,则白津出,手足厥冷,其脉沉弦者,大乌头煎主之。

伟呈按:民二十二年九月十八日,豫东名伶周文仙,年十九岁,病寒疝十四五月之久,中西药遍尝无效,脉沉弦迟,形寒,鼻滴清涕,绕脐凝痛,以温暖物熨之则轻,每一痛极,则面唇苍白,汗出肢厥,睾丸上收入少腹间,茎管发麻,精泄如注,每日发一二次,遇阴寒天,则发作无度。为拟大乌头煎,送下马阿冲三仙丹(白砒、硫黄、黄蜡为丸)五粒,四剂全愈。因弃伶业从余学医,现已任眼科病院助理生矣。

三、手指臂肿篇

病人常以手指臂肿动,此人身体瞤瞤者。

伟呈按:民国六年,五月间,开封城北牛庄赵老安,因与侄口角殴打,三日后,病臂肿肘曲,以手指臂,颤动不已,颐下两腋间,起软核如胡桃大者七枚,捏之作水声,口流淡涎,沥沥不断,舌苔白滑,通体肉瞤。余为拟薏仁炭一两,连皮苓八钱,威灵仙三钱,川椒子二钱,炮姜炭二钱,法半夏三钱,化橘红二钱,大白片三钱,煎送控涎丹五分,丸剂全愈。秋后复发,单服控涎丹多剂,寻愈。

渊雷谨案:周君河南医界名宿,前承通函下交,此为第二函所附。函云:《金匮今释》,尚拟请教数条,如叨不弃刍荛,肯赐教言,则《新生命》中之医案,弟仍有拙见请教,如嫌弟迂疏少学,则弟将对兄终身缄口不提一字矣。其热肠高怀,甚可钦敬。拜读此四条,前二条拙著本作存疑之词,周君之义,甚可补其罅漏;后二条方案,于义尤无所出入,指臂肿动条虽自立方,然藜芦甘草汤本可疑,是四条皆可拜嘉者也。惟鄙人终不能无疑者,久病除真正皮肤病外,以中医旧说言,其病必在里,若病至短气而极,尤为里病无疑,不待脉浮而后知之。久病而脉浮者,大抵为虚衰之甚,非表里所关。此则参之脉法事实而可知者,则浮者在后二句,终难解释。要之,此篇出自后人补缀,不可尽信。至周君源源赐教,固鄙人所馨祝者。

(《中医新生命》1935年9月)

关于《金匮》之疑点六则

黄有章

恺翁先生大鉴：敬启者，兹为研究学术起见，拟具疑问数则，恳费清神，逐条解答，不胜铭感之至！

（一）《奔豚》篇："师曰：有奔豚，有吐脓，有惊怖，有火邪，此四部病，皆从惊恐得之。"《医宗金鉴》注云："本篇只论奔豚，余不详，必有阙误。"章按本篇吐脓之"脓"字，当系"衄"字之误，盖人受大惊猝恐，登时吐血者有之，衄血者亦或有之，从未见有吐脓者，凡吐脓者非肺痈，即胃痈，不必因惊恐而得。吾以为本书惊悸吐衄下血，若移置此篇之后，则完全无缺矣，但不知火邪之病证如何耳。考篇中有"火邪者，桂枝加龙骨牡蛎汤主之"一条，其文义前后不属，此方为治伤寒火劫惊狂之证，此条惊怖与火邪对举，明系两种病证，何能混而为一？其为编《金匮》者误引可知。成氏本，太阳中篇第七十五条云："太阳病，以火熏之，不得汗，其人必躁，到经不解，必圊血，名为火邪。"则此篇火邪病证，其为下血可知。吐衄为血之上溢，火邪为血之下溢，奔豚为迷走神经兴奋，惊怖为大脑神经兴奋，则四部之病位，亦昭我若揭矣。此个人之一知半解，还祈高明正之。

（二）狐惑之病，今世罕见，粤俗放蛊，颇近似之，汉有巫蛊之祸，或即放蛊之权舆，闻今之放蛊者，多系猺民之女巫家。狐惑之病，是否蛊毒，或另系一种原虫病。

（三）阳毒面赤斑斑如锦纹，颇似今之斑疹，阴毒面青身痛如被杖，颇似今之乌痧证，但二证均有喉痛，或即温毒喉疫喉痧之例。五日可治，七日不可治，其病性又若是之急。细考升麻鳖甲二方，与该证似不正合，是否有误？

（四）仲景言中风者凡三见，《伤寒》太阳中风，其证发热头痛，汗出恶风，而脉浮缓，是为外感之一种，《金匮》中风与历节合篇，其证猝倒无知，口眼㖞斜，半身不遂，是为内伤之一种。考原文只有三条，并不言某汤主之，其所列侯氏黑散、风引、防己地黄汤等，与本文似不相属，不知何故。

（五）《五脏风寒积聚》篇，除肾脏缺失外，余皆有中风之候，此等中风，是外感欤？内伤欤？抑内外合邪之证欤？既详其证，却无治法与方，并且标其死脉，令人莫解。

（六）仲景《伤寒》原序，自言撰用《素问》《九卷》，今考《素问·风论》，其言五脏风病，统以多汗恶风，而别以性情颜色，与《金匮》似又不同，此岂西医所谓自家中毒之证乎？时贤谓我国所称风病，皆表示神经之动脉，义正泛广。此说我亦佩服，但觉名称过于混乱，学者难以捉摸，现今中馆整理病名草案，恨未得见，对于此种名称，可曾援古证今，一一改善否？

湖南零陵黄有章启

覆有章先生：兹将所问各点，分答于下。

（一）《奔豚》与《惊悸吐衄下血》两篇，古今注家，惟黄坤载将此二篇联续于前后，并将四部病皆从惊发得之一条，移于《惊悸》篇之第二节，其见解之卓越，可谓超出诸家之上；惟对于"吐脓"二字，均随文曲解，今为先生一言道破，可见曾下一番苦功，良足钦佩。至于火邪为病，当系火劫发汗之变证，不仅指圊血一条，如阳盛欲衄，咽燥吐血，血散脉中并圊血诸证，《千金方》皆主用三黄泻心，此则治火邪之正治法也。盖火邪动血，与热入血室，同一病机，往往有惊狂谵语等现象，推想仲师大意，因述惊悸等证而连类及之耳。按庞安时《总病论》云："医以火卧床下，或周身用火迫劫汗出，或熨或误灸，皆属火邪。"又按《活人书》云："火邪发惊狂者，医以火于卧床下，或周身用火迫劫汗出，或熨而成火邪，其人亡阳，烦躁惊狂，卧起不安，桂枝去芍药加蜀漆牡蛎龙骨救逆汤、桂枝甘草龙骨牡蛎汤主之。凡烧针后，证似火劫者，并用劫法治之，《金匮》风引汤尤良，柴胡加龙骨牡蛎汤更捷。"此则因火邪而传变为惊狂之治法也。盖因肝主血室，亦同神经之中枢，火邪为病，非血气流溢，即神经扰乱，犯于血分者，即与吐衄下血，同一病机，属于神经者，即与奔豚惊悸，同一病机。读仲景书，有当从纵看者，有当从横看者，诚不可拘执于一语之下耳。

（二）狐惑病乃中医所发现之动物原虫病也。惑乃"蜮"字之误，唐容川谓二字篆文相似，考正极是，有《外台》可证，如所引《备急方》云"射工毒虫，一名短狐，一名蜮"，以气射人影则病，即所谓含沙射影者是也。但执射影致病之说，从现代科学眼光，加以观察，未免近于神秘。若谓此病，由狐蜮为媒介，或因狐蜮身上寄生之原虫，传播于人而为病，则可绝对真确，合于科学之检查，如鹦鹉病、豚热病、鼠疫之类皆是。又按巢氏《病源》云："夫狐惑二病，是喉阴之为病也。初得状如伤寒，或因伤寒而变成斯病。"又云："此皆湿毒气所为。"可见此病亦为同于伤寒一类之传染病也，但有时间性或地方性，故并不多见，而今世更罕见矣。《金鉴》注斯病，即牙疳、下疳等疾之古名，是因病灶在于喉阴二部，亦未可据为肯定，如下疳未必有如本文所述之病型。若急性走马牙疳，核以《外台》所述，得时或如伤寒，或似中恶，三日则齿间血出，不疗则死，颇属相类，则亦未可断为系同一种之原虫为病也。至犯花柳霉疮，因先患下疳，其未传而至喉蚀声嗄，不妨谓之狐蜮病，虫生暗中，则又自作之孽也。注家类多望文生训，因病状有涉于神经系，从狐疑惶惑为释者，实不值一哂。注者又谓因湿热久停，蒸腐气血而成瘀浊，于是风化所腐为虫，此则中医因病生虫之原理，与西医谓病由虫生之说，处于相争不同之焦点也。惟对于此种原虫病之发现，吾侪正当大声疾呼，为同志昭告者也。观于治法，以杀虫及清化湿热为主，内治方《脉经》主以猪苓散，《千金》《外台》均为泻心汤，而并无"甘草"二字，可见不限于甘草泻心一方，《金鉴》之疑大有价值，窃意清化湿热，正所以主原虫繁殖之源，不亟亟于杀虫，而虫自无可生存耳。至于蛊毒，虽亦一种原虫病，但病状种种不同，且主使之人，可以收放，而五蛊丸等治法，追虫下毒之力颇峻，不能与此并为一谈也。

（三）阴阳毒病，实时疫中之急性中毒证，毒中于人起阳性反应者，谓之阳毒，起阴性反应者，谓之阴毒，同是此毒，各随人之体质而变化耳。古来对于此病名，歧议纠纷，如所云热极、寒极，以及犯于人之阳分、阴分，并以为人之血气，昼行于阳，夜行于阴，值人身行阳之度与行阴之度，以中毒诸说，都可从此一言解决。毒疠之气，无论其为天空中之气压低降，及从地面蒸腾于上，皆从口鼻而传染，咽喉为呼吸之要道，故二毒俱有咽喉痛之证，毒气既从口鼻而传染，则由肺胃而直入于血液之中，血液中毒，起阳性反应者，则气血为之错乱,故见面赤,斑斑如锦文,而唾脓血,起阴性及应者,则气血为之凝闭,故见面目青而身痛如被杖。为治之要,在气血错乱者,解其毒而使其分清;在气血凝闭者,解其毒而使其流通。是以《医宗金鉴》认为今世之痧证,先用刮放等法,及内服紫金铃等。袁云龙认为疫喉,用喉科中利痰方治之,都所以使气血分清,而流通也。至于本书方治阳毒用蜀椒,而阴毒反去之,历来议者不一,当是坊刻之误。据袁云龙谓,曾见南阳旧本,其阴毒条于去雄黄下,作倍蜀椒加半主之,治阳毒而用蜀椒,或是从治之意,犹恐未妥。考《肘后》《千金方》,阳毒用升麻汤,无鳖甲有桂,阴毒用甘草汤,无雄黄,阳毒而更用桂,亦恐未妥。又按《活人书》,阳毒升麻汤,用犀角、射干、黄芩、人参,无当归、蜀椒、鳖甲、雄黄,窃以为此其得之矣。盖升麻、甘草,均主解百毒,并为咽喉要药,能吐能升,俾邪从口鼻而入者仍从口鼻而出。一用犀角、射干、黄芩、人参,犀角为清血解毒之要药,射干为咽喉之佐,黄芩清热,人参扶元,气血错乱者,则从此分清矣;一用鳖甲、蜀椒、当归,鳖甲为攻坚破结之要药,蜀椒祛寒,当归活血,气血凝闭者,则从此流通矣。

(四)中风一证,现代名为脑溢血,或脑出血,原与伤寒系之中风,两不相涉。想《金匮》于此篇,阙略较多,故条文与列方,似不相属,后人嫌其简略,更节取《千金》《录验》续命等方,附录于后,《金鉴》则三方节去不录,似亦早有见及也。

(五、六)五脏中风之候,喻嘉言以为与《内经》相表彰,《内经》所述为外候,仲师所述为内候,其说似乎可从。但窃以为此"中风"二字,并非脑出血之中风,实与伤寒系之中风同候,观于风寒并举,缘素有脏病,而复感于风与寒,先生以为内外合病者,具有卓识。《内经》五脏中风之候,俱标多汗恶风,显系表邪为病,表病脉必显浮,但既素有脏病,复中外风,更显五脏真脏之脉,是正却而邪胜,正不胜邪,不死何待,与温病之阴阳交,可同考也。若未见真脏之脉,当然有治法。刘子新《续编内经拾遗方论》,对于五脏中风,补出五方,亦可互相参究。想仲师所以不出方治者,恐病情有变化未可举呆板之方,以印定后人眼目耳。若《千金》所述五脏中风,病状甚急,数日即死,且并有恍惚妄言等证象,此当系猝中之候也。惟中医对于病名之混乱,无一定之标准，整理殊难，年来统一病名之争点，概可想见，至有称风病为表示神经之动性者，此为风字之一种意义。窃以为中医之"风"字，含有三种意义：一即表示神经之流动性，如痉痫癫狂等病是也；一为表示流动之空气，查"风"字之构造，一从几百，一从几虫，不但表示空气之流动，并表示空气中有微虫，如四时流行病、风寒风温、风暑风燥、风湿等，皆标以"风"字也；一为表示肝脏之本病，所谓肝为风脏是也。从此三种意义，以勘察医之各种风病，亦可庶勉为字面所混淆矣。

（《光华医药杂志》1936年1月）

《金匮》方片段之质疑

周岐隐

世之言古方者，必宗《伤寒》《金匮》。余于《伤寒》方，已别加研究，录为专帙，至于《金匮》方义药量，不甚妥当者，亦有数处，可供探讨，质疑于下，惟望博雅君子有以教我也。

（一）麻黄加术汤，为湿家发汗之剂，即麻黄汤加白术四两。鄙意以为湿家发汗，应以苍术为宜，所加白术，疑是苍术之误也。

（二）防己黄芪汤，每服五钱匕，生姜四片，大枣一枚，水煮温服。此为后人姜、枣作引之始，姜四片不记分量，似嫌笼统（仲景书中生姜用片数者仅此一处）而大枣一枚，更嫌太少，殆传写有误乎？

（三）风湿证……苦大便坚小便自利者，（桂枝附子汤）去桂枝加白术汤主之。按白术为健脾燥湿之品，若大便溏泄无度者，用之以止泻则可，今大便坚小便自利，是脾气尚实，论治宜加枳、朴等味导滞行气，而反加白术以壅补中州，诚百思不得其解。

（四）治阴阳毒之升麻鳖甲汤，升麻辟百邪解百毒，鳖甲搜剔肝经之郁热，当归活血止痛，甘草解毒利咽喉，雄黄散百节大风，杀百毒，燥湿杀虫，按病用药，无不针锋相对。惟蜀椒一味，药性刚烈，与病情绝对相反，决不可投。鄙意以为此味必是蜀漆之误,盖蜀漆之性,辛苦而寒,专截恶疟,恶疟者因受瘴疠之毒而发,与阴阳毒异病而实同源,又能涌吐风痰而利咽喉也。

(五)防己地黄汤,防己、甘草各一分,桂枝、防风各二分,上以水一杯渍之,绞取汁,生地黄二斤,咬咀,蒸之斗米饭久,以铜器盛药汁,更搅地黄汁,和分再服。此方上四味分量甚轻,生地黄分量偏重,已不可解,而所治之病,又与方义不合,各注家亦无所发明。

(六)黄芪建中汤,气短胸满加生姜,补气加半夏,生姜非治气短胸满之品,半夏补气尤闻所未闻,真使人无从索解。

(七)小青龙加石膏汤,石膏仅用二两,而麻黄、桂枝、细辛、干姜均用三两,本草言细辛不能用过一钱,而麻黄、姜、桂性味温烈,亦不宜重用,惟石膏非较他药倍用不为功,古方分两似不可从(鄙人用此方,麻黄并不过钱,石膏则以五钱为最低限度,虽非古法,辄能取效)。

(八)甘遂半夏汤,甘遂、甘草合用虽是古法,亦不可从,盖药性相反,其毒足以杀人也。

(九)渴欲饮水不止者,文蛤散主之。文蛤是花文蛤抑是五倍子?殊不能得一确解。近阅《太仓傅氏医学三书》有用文蛤散治愈水肿奇药,其所用文蛤则五倍子也,其然岂其然乎?

(十)越婢汤恶风加附子一枚,仲景方附子、石膏并用者,余初所见,仅有此方。近得见湖南何主席所刊之古本《伤寒杂病论》,其大青龙汤亦有附子,则无独有偶矣。

(十一)心下坚,大如盘,边如旋盘,水饮所作,枳术汤主之。"边加旋盘"四字,注家多无的解。鄙意以为大如盘者,言心下之坚实,边如旋盘者,谓坚结之四周,自觉漉漉有水声,如水之旋盘(即盘旋)也。此证吾曾见过,故释其义如此。

(十二)下利肺痛,紫参汤主之。紫参究系何物?或谓紫丹参,或谓即是荭苣,殆皆想象之辞。下利肺痛,本不多见,余曾遇一燥气伤肺之证,上则大渴气喘痰不滑胸中郁痛,下则大便窘迫无度,小便全无,以百合知母汤加滑石治愈,殆即下利肺痛之剧者乎?

（十三）肠内有痈脓，薏苡附子败酱散主之。薏苡、败酱化脓败毒，并为肠痈对证特效之药，惟附子一味，温烈有大毒，以之治血分有郁热之肠内痈，殊不能使人无疑。鄙意治肺痈之苇茎汤，治肠痈之大黄牡丹汤，方并有冬瓜子一味，冬瓜子者内痈之专药也。此方之附子，得毋为冬瓜子之误否？

（十四）妊娠养胎，白术散主之，方中川芎之升动，蜀椒之辛烈，牡蛎之重坠，于养胎似均不能合宜也。

（十五）产后中风之竹叶汤，中有附子一味，与发热面正赤、喘而头痛之风热火证，极不相投。张石顽疑是方后所加，而鄙意则以为直是石膏一味传写之误，盖此方乃竹叶石膏之变剂，而内热如此之盛，更非石膏不为功也，研究家以为然否？

（《医界春秋》1933年8月）

读周岐隐先生《〈金匮〉方片段质疑》之我见

王季寅[①]

鄙人顷在友人处见第八二期《医界春秋》内载周岐隐先生《〈金匮〉方片段质疑》，披读之下，不禁为之击节者久之，惟内有与鄙见略有出入之处，兹特披露于下，用质高明。

（一）麻黄加术汤，原文谓湿家发汗，应以苍术为宜，疑白术是苍术之误。查苍、白二术，古时并无分别，故古方本草，多不著名，自陶宏景言有两种，始各施用，李时珍亦言古方二术通用，后人始有苍、白之分。观此则《金匮》所用当是苍术无疑，特当时无其名耳。

（六）黄芪建中汤，气短胸满加生姜，补气加半夏……此节鄙人初读《金匮》甚为怀疑，后读陈修园氏《金匮浅注》，其注此节云："按气短何以不加人参，胸满何以不加橘皮，而俱加生姜乎？"补气加半夏，更为匪夷所思。今之

---

① 王季寅（约1843—1925）：伤寒名家。

医师,请各陈所见等语,此节在当时已成一疑难问题,故陈氏言论如此。又陈氏此节《歌括》末二句云"三两半夏法宜加,触除痰饮为至宝",观陈氏歌注,则此节之气短胸满,是为痰饮所致。历观仲景痰饮证中言短气者十之三四,则此节气短胸满,庸或为虚劳兼痰饮之证,特于"加半夏"三字之上用"补气"二字,遂令人捉摸无从。

(十三)肠内有痈脓,薏苡附子败酱散主之,原文谓附子疑是冬瓜子之误。查此散用附子,《医宗金鉴》言之甚详,其大小肠痈条下云,若痈成日久不溃,身皮甲错,内无积聚腹急痛胀,身无热而脉数者,系肠内阴冷不能为脓,宜薏苡附子散主之,此节最要处全在"痈成日久不溃"六字,盖痈成既久,似宜化脓矣。乃脉象但数而不洪,亦无脐突吐脓或下脓等证,以及甲错身无热,种种皆脓未成之征,推其历久不化之故,委系肠内阴冷所致,故稍加附子,用量仅只二分,更加炮过,庶无温烈大毒之害,而有暖肠化脓之功,此仲景用附子特为痈久肠寒脓不化者设,非为普通郁热之内痈设也。

以上各节,非敢意存驳难,特以周先生虚心若谷,用敢径陈管见,以供研讨,还以质之先生,或不笑我为多事乎。

(《医界春秋》1933年10月)

读《金匮》笔记

杨志一[①]

《金匮》一书,传诵于医林者久矣。其论证也,简而括,其立方也,精而当,搜罗杂病,应有尽有,见证用药,实事求是,详《伤寒》之所略,宜其与《伤寒论》并传于世也。仆涉猎之余觉有不能已于言者,爰以个人眼光所及,漫记一二,以资同道之研究,举一漏百,幸其谅之。

[①] 杨志一(1905—1966):一名佩贤,江西吉安人,毕业于上海中医专门学校。曾任《医界春秋》编辑部主任,参与筹建江西省中医实验院,后转入省中医药研究所。对《金匮要略》研究有素,善活用经方,长期从事临床血吸虫病的防治。著有《胃病研究》《四季传染病》《妇科经验良方》《食物疗病常识》,遗著《杨志一医论医案集》。

一、百合病

此病各注家以其口苦，小便赤，脉微数，断为肺热之留连，以其欲食不食，欲行不行，如寒无寒，如热无热，断系肺魄肝魂之为病，其言是则是矣，犹未中肯也。独唐容川言为脑衣发炎，虽未免过甚其词，然发人所未发，固有足多者。盖脑神经主宰全身，大而肢体之运动，知觉之感触，小而喉舌之言语，耳目之见闻，无不禀命于喉。伤寒余热在肺，肺热移心，上及于脑，脑经受热激刺，髓液不清，故其精神恍惚，失其常度，即今之所谓神经病也；而口苦小便赤者，肺热水道不清，津液为之变苦，水液为之变赤也。百合气味甘平，色白入肺，为补虚清热之品，其形象与脑颇同，其液汁富有黏性，又与脑髓相似，尤有清脑补髓之功，仲景列为主药，并以名病名方者，良有以也。且因其阴虚热甚也，助之以知母、地黄、鸡子黄（鸡子黄富磷质，善益脑）；因其热不下行也，佐之以滑石、代赭石，无非因证而施治也。

二、疟母

疟久不愈，胁下结块者，疟母是也。仲景原文仅以"癥瘕"二字了之，释之者曰，邪假血依痰，结为癥瘕僻处胁下，几成负固不服之势，是尚知其然不知其所以然也。原夫疟邪伏于营血之中，卫气会而始发，留连表分，久而不解，始则卫受邪之熏蒸，水液不清，故小便往往为之色赤；继则营受邪之醞酿，血液不清，浊质之血，循血管输入脾脏，逐渐积累，日以益大，脾脏因之肿大，况疟必夹痰夹湿，湿痰从而助桀为虐乎？其癥块多见于左胁下者，以脾位于左与胃相抱也，仲景虽未明言及此，而观其立鳖甲煎丸一方，提邪退热，破血散结，行气化痰，无所不备，实不啻为脾脏肿大对证发药也。

三、中风

《金匮》之所谓中风，非伤寒太阳之中风，乃卒然昏仆之中风也。其分中络、中经、中腑、中脏四层，口眼㖞斜，络病也；肌肤不仁，身体重痛，经病也；卒然昏厥，不识人事，腑病也；唇缓失音，吐涎遗尿，脏病也。然余以为中风之病,与其分络经、腑脏,失于穿凿,不若分真中、类中,分真中、类中,不若分闭、脱之为愈也。夫中风同一卒然昏仆不省人事也,闭之与脱,果何别乎?盖闭证为实,实则痰涎壅塞,神昏不能言语,口眼㖞斜,不仁不用,两手握固,牙关紧闭;脱证为虚,虚则唇缓不收,痰涎流出,神昏不语,开口眼合,撒手遗尿,甚至四肢厥冷,额汗如珠,绝无㖞斜偏废之证也。西医称此证为脑充血,谓系血冲入脑,血管破裂,神经错乱所致,此言其已然之病状也。《素问》云:"血之与气,并走于上,则为大厥。"气后反则生,不反则死,此言所以然之病源也(故中风病人宜高枕头部,万勿平卧或摇动)。中西医理,互相发明。今更以"闭脱虚实"四字,为分辨中风病之纲领,庶几闭而实者,知施其通闭涤热之法,脱而虚者,知用其固脱降逆之法,而病无遁情矣。

四、湿痹与历节

湿痹之与历节,病原皆感于湿,病状皆见关节疼痛,治法皆宜发汗,似可并为一谈也,然而究其竟则不同。盖湿痹之湿,着于皮毛肌肤之间,良由肺主皮毛,脾主肌肉,或其人肺气不足,失于外卫,湿气袭之,或脾虚生湿,由内湿而致外湿,湿必与寒相兼,互感于节骨之外,皮毛肌肤之里,荣卫气血,不得流通,因而成痹,痹者闭而不通之谓也。其因气虚湿从外袭者,必见脉浮身重疼痛,宜以麻黄杏仁薏苡甘草汤、防己黄芪汤、桂枝附子汤等主之,其因内湿而致外湿者,必见脉沉、小便不利,宜以黄麻加术汤、白术附子汤、五苓散等主之,一则侧重发汗,一则侧重利小便。东垣云"治湿不利小便,非其治也",是言其局部也;《内经》云"开鬼门,洁净腑",是言其全部也。若夫历节之湿,则入于筋骨之间,良以肝主筋,肾主骨,肝肾先虚,筋骨失营养之资,湿邪乘隙深入筋骨之里,且湿必兼风,风湿相抟,流走关节,历节疼痛,即世之所谓痛风病也,其病原较痹证更深一层,其治法亦当更进一步矣。至其方治虽多,今可归纳为三种:一曰汗出入水,热为湿郁,宜加减桂枝芍药知母汤;一曰血虚风动,风血相抟,宜六味地黄汤,加入养血平肝之品;一曰饮酒汗出当风,风湿相合,宜乌头汤,或威灵仙汤。顾总因肝肾不足所致,则治宜处处顾及肝、肾,以资壮筋骨而驱风湿,斯为治之得者也。

五、痰饮与水气

痰饮之种类,有痰饮、有悬饮、有支饮、有溢饮,归纳言之,无非脾阳不足,痰饮充斥,各至其所,致生各病而已;水气之种类,有风水、有皮水、有正水、有石水、有黄汗,归纳言之,无非脾阳不足,水气横溢,各挟所兼之邪为病而已。然则痰饮与水气,同属脾阳不足也,果何所别乎?曰:脾阳不足,是二证之本也,本虽同而标则异。盖痰饮者,由水谷入胃,脾气不运化为精微,反煅炼为痰凝聚为饮也;水气者,由水液入胃,未经煅炼凝聚之变化,依然为水液也。则痰饮为水气所蜕化,水气为水液所变成,可断言矣。痰饮多渍于肺,故为咳嗽,为喘满短气,为吐涎沫,为心下悸,为冒眩,仲景示人以治法曰"病痰者,当以温药和之",复举方治曰"心下有痰饮,胸胁支满目眩,苓桂术甘汤主之",实开后人温药治饮、培土生金之法门也。但痰饮夹燥者,宜先用桑叶、杏仁清其燥;溢饮挟热者,宜大青龙汤;内饮外寒者,小青龙汤;痰饮盘踞胸中,邪实而正不虚者,宜十枣汤;肺气闭者,葶苈泻肺汤;兼小便不利者,五苓散;兼呕吐者,小半夏汤,此治痰饮之大略也。水气多由内发于外,故为一身肿大,为面目虚浮,为四肢苦重,为腹空满,仲景示人以治法曰"诸有水者,腰以下肿,当利小便,腰以上肿,当发汗乃愈",实为治水气肿病不易之法则,毋须其一一列举方治也。且不必专以上下而分汗与利,凡关节疼痛之风水,脉浮皮肿之皮水,湿热交病之黄汗,皆可该于汗法中,小便不利之正水,水聚不行之石水,皆可括于利法中,此仲景言外之意也。但水气挟热者,仲景有越婢汤之设,即世所谓阳水也。吾更为进一解曰:病有阳水,必有阴水,以相对待。阴水之病,固由脾阳不足,而肾阳式微,尤有直接、间接之关系。盖肾阳虚弱,膀胱气化无权,水液不克外泄,此直接之关系也;脾阳之运,全赖肾阳之助,肾阳虚弱,脾阳亦微,失其提障之权,水气横溢,甚且挟冲气上逆,状如奔豚,此间接之关系也。治法不但补其脾阳,亦当进而补其肾阳,如桂附八味丸是也。虽然,阴水以补脾补肾为前提,固无论矣。即阳水亦以补脾为要者,观越婢汤之加术,其故可思矣。

(《中医杂志》1926年6月、1927年6月)

我对于《金匮》之意见

王绍玺

《金匮》之书,得自遗帙之后,文简难晓,奥赜莫测,乃后世医者尊为杂病之宗,视为不传之秘。古今注者奚啻①数十百家,即略识之无者,亦莫不知有《金匮》其入人心,既如斯其深且远,岂真有其价值,足为后人楷模而崇式欤?闲尝致力于此深识《金匮》之书,羼杂错乱,既无清晰之系统,又无适当之条理,论其病理,则虚无缥缈,论其方剂,则模糊影响。如《脏腑经络先后》篇既云脏腑矣,而全篇十七条,无一确实言脏腑者;又如《痉湿暍》篇以其所述症状包括脑膜炎、脑脊髓膜炎、关节炎、流行性感冒、急性肌肉风痹、毛耳氏黄疸、日射病等,而脑膜炎、脑脊髓膜炎属神经系统,关节炎、肌肉风痹属骨骼肌肉系统,尾耳氏黄属消化系统,流行性感冒、日射病则又在时令病范围中矣,如有系统之病,《金匮》混为一篇。更进而论其方剂,日射病用一物瓜蒂散,而日射病岂瓜蒂一味所能效乎?又如虚劳结血,用大黄䗪虫丸姑不论其病理,虚劳证补益之不暇,岂能用此攻下之剂乎?全书类此者不胜枚举,故余以为《金匮》之书,不过后人就断简残篇中,以己意损益成书,借仲景之名以相号召耳。后世之所以推崇奖饰者,崇古太甚之过也,以为古籍天经地义,不容非其说作圣人之叛徒。不知科学公开,其说之是者,虽新必从,其说之非者,虽古不必拘。若《金匮》者,知其网可耳,正不必斤斤于其末也。然则谓《金匮》为无些微理致欤,是又不然。《金匮》中之药物,间有可取,且而《金匮》付梓较其他医籍为早,可以考证古有今无之病,可以推测某种病传变之历史。如《百合狐惑阴阳毒》篇,所言之症状,为近此所不见;又如《疟疾》《肺劳》篇,二所论疟疾、肺劳之症状,与今之疟疾、肺劳相似,可知汉代已有麻拉利亚与结核菌之流播矣。总言之,《金匮》之书谓为无用不合群情,谓

---

① 奚啻(chì):何止。

为有用不合科学，姜春华有言曰"不求之过深，不付之过浅"，间有当之论。余意《金匮》书，学者置之研究之列，不必视为必修之科，庶几《金匮》本身不绝其祀，读《金匮》者，不堕其迷。医者之读古籍，皆能作为斯观，则中医古义之发皇，其有豸[①]矣。

（《中国医药月刊》1943 年 2 月）

任脉为病

袁复初

《正字通》曰："人之胚胎，鼻先受形。"此说似是实非。胚胎由于卵子分裂，卵子产于卵巢，卵巢通于大脑垂体之道，盖任脉所主也，故曰鼻先受形。

任脉上主大脑垂体之内分泌，故曰入目；下主生殖腺之机能，故曰任脉为病，男子内结七疝，女子带下瘕聚。

《内经》《难经》精义，多在言外，多在双解之字句间，仲景因之而作《伤寒》《金匮》，试观《金匮》要略十七（呕吐哕下利病）、十八（疮痈肠痈浸淫病）、十九（趺蹶手指臂肿转筋狐疝蛔虫病）三节，即由《内经》任脉为病演绎而成。

任脉为病云云，宜读"男子，内结，七，疝；女子，带下，瘕，聚"，试略言之。带下者，子宫病也；内结者，营气病也。大脑垂体分为前后二叶，后叶与平滑肌（子宫胃肠等之肌肉）有特别作用。《金匮》温经汤治带下，注重子宫肌也；吴茱萸汤治呕，注重左胃肌也。

七为火之成数，火属于心，瘕与卵子形成，殆同源而异流，心神主之，《内经》（七四）曰："诸痛痒疮，皆属于心。"由此推之，《金匮》第十八节疮痈等病，似与大脑垂体前叶之内分泌相关。

疝之命名，盖取义于艮山。聚者腑病也，发作有时。曰疝，曰聚，曰刺腨，《内经》与《金匮》实一脉相传。又考大脑垂体前叶机能增进，发尖端肥大

---

① 豸（zhì）：通"解"，解决。

证,《金匮》手指臂肿,盖尖端肥大证之类也。

总而言之,任脉与生殖腺及大脑垂体前叶均有密切关系,列比较表如下。

内结	带下	《金匮》第十七节
七	瘕	《金匮》第十八节
疝	聚	《金匮》第十九节

(《三三医报》1929年9月)

《金匮要略》与内分泌

袁复初

疾病不外二类,一曰时间性的疾病,治详《伤寒论》;一曰空间性的疾病,治详《金匮要略》。我国医学分类,实合万有科学自然系统,特至今日,尚无人道破耳。

空间性的疾病,《内经》所谓形之疾病是也。人生有形,不离阴阳,乾兑离震阳道也,巽坎艮坤阴道也,阳化人气,阴成人形。《金匮》九卷,即本先天八卦而作。

形气之理,为国学之鸿宝,为医学之上乘。海外学者,竭力研究,虽有内分泌之发现,然形气之系统,仍在暗中摸索。

第一,阳维与肝脏尿素。邪客于形,必先舍于皮毛,皮毛者,脊髓视神经床道也,主传触觉(风)、痛觉、温觉,故以《脏腑经络先后》列卷一之第一。

阳维自肝脏尿素之内分泌,于卦为乾,乾配小肠,小肠手太阳也,故卷一第二之《痉湿暍》,以太阳病为主。

第二,阳跷与副肾皮质。副肾皮质之内分泌,一关于生殖器之发育,二为月经时之肥厚,三为中和骨骼肌之毒素,百合狐惑阴阳毒与生殖器,疟与血液,中风历节与骨骼肌,皆有密切关系,《金匮》列于卷二。

副肾皮质属于阳跷于卦为兑,男以阳跷为经,女以阳跷为络。

第三,阴维与肝脏肝糖。血痹虚劳,病由风、寒、湿三气杂至,肺痿、肺痈、咳嗽上气,病由肺热叶焦,前者为脊髓病,后者为大脑病,合而言之,则为反射机(反射弓与抑制道)之疾病。阴维于卦为离,司肝脏肝糖之内分泌,《金匮》列于卷三。

第四,阴跷与副肾髓质。女以阴跷为经,男以阴跷为络,阴跷于卦为震,副肾髓质之内分泌属焉。

经络似指植物性神经系(交感神经与自律神经),副肾髓质分泌之刺激素,与电气刺激交感神经,同其作用。《金匮》卷四之奔豚气,属头部自律神经系,胸痹心痛短气,属迷走神经内脏丛,腹满寒疝宿食,属胸腰交感神经系,五脏风寒积聚,属荐骨自律神经系。

第五,冲与甲状腺。冲为十二经脉之海,于卦为巽,甲状腺之内分泌属焉。

甲状腺机能障碍,能使妇女月经不调,故其证,在上则为痰饮咳嗽,在下则为消渴小便不利淋,《金匮》列于卷五。

冲脉为病,逆气里急,痰饮咳嗽与逆气,消渴小便不利淋与里急,病证虽异,病本则同。

第六,督与上皮小体。督脉之少腹直上者,入喉。入喉者,入上皮小体也。督脉于卦为坎,故《金匮》列水气于卷六。

《内经》曰:"阳气者,精则养神,柔则养筋。"此上皮小体生理的机能也。上皮小体之内分泌,一关于骨质之石灰代谢,此养神之说也;一关于末梢神经之兴奋性,此养筋之说也。若将上皮小体摘出动物即发痉挛,故曰督脉为病,脊强反折。

第七,带与胰腺。胰腺机能减退,则发胰糖尿病,及外阴部发育不全,黄疸属于前者,惊悸吐衄胸满瘀血属于后者,《金匮》列于卷七。

《内经》:风从东北方来,内舍于大肠,外在于两胁腋骨。带脉起季胁,于卦为艮,故阳明虚,带脉不引。

第八，任与脑垂体。脑垂体由前叶后叶及中叶而成，后叶于平滑肌有特别作用，前叶与生殖腺有密切关系。

任脉为病，男子内结七疝，女子带下瘕聚。七疝瘕聚与呕吐哕下利，皆属后叶内；结带下与跌蹶手指臂肿转筋狐疝蛔虫，皆属前叶；中叶机能，或谓与新陈代谢有关系，然则疮痈肠痈浸淫，当属中叶。

任脉于卦为坤，《金匮》列于卷八。

第九，带下与卵巢。人之形气，始于卵子，卵子者太极也，太极之气，跷维司之，形则督、任、冲、带司之。女子天癸至者，督也，任脉通者，任也，太冲脉盛者，冲也，月事以时下者，带也。

摘出妊娠动物之肿垂体，常致流产，故曰任主胞胎。

产后乳腺分泌，交感神经抑制之，自律神经促进之，故曰女以阴跷为经。

卵巢之内分泌，一曰黄体，二曰间质腺，三曰滤泡系统，盖任带冲所分司也。卵巢作用，主保持内分泌系统之平衡，然则妇人杂病，即是行脏之病，亦即奇经八脉之病，《金匮》列于卷九。

（《医学杂志》1930年10月）

问《金匮》论病不分六经但分部位是何用意

李春霖[①]

后汉张仲景著《金匮》《伤寒论》两书，一论杂病，一论伤寒也。夫《伤寒论》分六经治病者，盖示后人知邪在某经，而用某药，不得混治也。若邪在太阳，即现头痛项强、恶寒恶风等证，主以麻黄、桂枝等汤；邪入阳明，则现恶热目赤、口渴引饮等证，主以白虎、承气等汤；邪入少阳，则现胁痛耳聋、寒热如疟状，主以小柴胡汤；邪入三阴，则主以三阴之方，随经施治不得相混也。《金匮要略》治病，分部位而不分六经者，盖论杂病也。其种类二十有奇，若

---

① 李春霖（生卒年不详）：重庆奉节人，清末名中医，行医于奉节及周边县境。

中风、奔豚、寒疝、消渴、心痛、水气病、黄疸、吐衄下血、肠痈、下痢、百合病、血痹、肺痿肺痈、咳嗽等证，非若《伤寒论》专论伤寒而分六经也，故《金匮》治杂病但分部位，随证用药，而不分六经也。《经》曰"其高者因而越之，其下者引而竭之，中满者泻之于内，其在皮肤者汗而发之"，即此义也。

（《绍兴医药学报》1917 年 4 月）